吃什麼決定你是誰

—飲食會塑造你的人格，

甚至決定人生的好壞！—

瑞昇文化

目次

第2章

「偏食也無所謂」的想法超危險！人不能偏食的理由

第3章 擁有幸福人生的8個飲食準則

第4章 現在開始還來得及！建議主動補充保健品

第5章 這麼做就完美了！預防偏食的聰明吃法

前言

偏食與否，將給患者帶來兩種極端的人生！

看看一個人是否偏食，就能明白這個人的過去和未來。

一開頭便冷不防地冒出這句算命仙會說的話，但身為一名營養師，這是我觀察過七千名以上住院患者的飲食後所得到的事實。

提到「營養師」，或許仍給人一種夾菜歐巴桑的印象。當然，製作學校便當也是我們的工作之一，不過，其他還包含設計醫院或照護機構裡的餐點、管理運動員的營養狀況、開發營養品……等等，營養師的工作範圍很廣，運用我們對「飲食」和「營養」的專業知識，幫助人們健健康康的生活。

其中，醫院的營養管理是我的專長。為了使住院患者恢復健康，我替患者設計營養均衡的菜單，訂立必要的營養改善計畫。針對營養情況不佳的患者，便量身訂做個人食譜，並提供營養補給品。

要製定營養管理計畫，就必須實際與患者面談，檢視他們的病歷和血液檢查數據，才能掌握患者的營養狀態。由於吃飯的時候能夠觀察到患者平常的飲食習慣和偏食問題，確認他們是否確實咀嚼過後才吞嚥、吃下多少食物等許多情況，因此我會在患者吃飯時前去拜訪，進行談話。而透過這樣的觀察，我察覺到一個重要的事實。

偏食的患者和不偏食的患者，
性格有天壤之別，甚至人生的結局也是兩種極端！

這項發現連我自己也感受到很大的衝擊。

當我為了檢視病人的營養狀態而在病房裡詢問：「飯吃得下嗎？」什麼都吃，一點也不挑食的人會笑著回答：「是，餐點很好吃，非常感謝您。」這些人的表情安詳，肌膚有彈性，而且目光澄澈。

但遇到偏食的患者時，對話卻會變成：「飯吃得下嗎？」

「太難吃了，吃不下去。」

即使是和我第一次見面的病人，也蠻不在乎地抱怨東抱怨西，吃完飯後，還把不喜歡的食物留在盤子上。這些人的表情陰沉，皮膚粗糙黯淡，眼神帶有攻擊性。

光是從上述的例子，就能讓人感受到這兩種人的性格落差，但他們的差別遠不止於此。

令人感到不可思議的是，不偏食的患者入院時幾乎都有家人陪伴；而對餐點大發牢騷的患者則由社福人員陪著辦理住院，換句話說，他們沒有家人陪伴在身邊，都是自己獨居。

住院患者大多是超過75歲的老人家，所以已經活過了半個世紀以上，抵達人生的最終階段了，他們現在的樣貌，便反映了過去到今日的生命歷程，人生的結果由眼前的生活呈現出來。

可是，只不過是偏食而已，為什麼會使人們的性格和人生產生這麼大的差異？

事實上，

這是因為長期偏食致使大腦無法正常建構的關係。

人類從食物當中攝取營養，製造身體細胞。在各式各樣的營養成分交互作用下，才能產生出細胞來，只要有任何一種營養素不足，就無法正常產生細胞。身體吸收進來的營養當中，約有20％供給大腦使用，一旦持續偏食，建構大腦所需要的營養就會漸漸不夠。

感情和思考都由大腦而生，如果大腦不能正常運作，就會使人出現焦慮、易怒、突如其來的沮喪……等無法控制情緒的狀況。

那些總是大吼大叫、愛發牢騷、負面情緒的人，無論如何都不能和別人順利溝通，人際關係發生問題，於是等待他們的未來便是……孤獨寂寥的人生。

這是否讓偏食的人悚然一驚呢？每天晚上吃泡麵當一餐的你，也在等待寂寞的人生嗎？只是挑食而已，就會孤獨一生？

不，現在還來的及！

人類的細胞每天都會再生，只要從現在開始採取正確的飲食，就能脫胎換骨成為『嶄新的自己』，以平和喜悅的心來歌頌人生。

只要我們有均衡的營養，大腦便能順暢地運作，內心自然變得溫和平靜，工作效率隨之提升，視野迅即拓展開來，更能解決目前的煩惱，使我們活得更加輕鬆。

話雖這麼說，但改善飲食會不會很難呢？在忙碌的每一天，營養均衡的飲食是否天方夜譚？

沒關係，只要你有意識地一點一點改變，就能輕鬆地調整營養均衡。本書也會介紹能讓你馬上開始的簡易飲食指南，請各位務必加以參考。

為了今後的幸福人生，讓我們開始採取營養均衡的飲食吧！

第1章

令人震撼的事實！
偏食會導致截然不同的人生！

不受歡迎的人有偏食的毛病

會偏食的人，多半有「個性差」的傾向。

他們就是所謂的奧客，會立刻對餐點發出牢騷：「我不喜歡洋蔥，也討厭番茄！」「餐點裡頭不要放魚！」「好難吃！」……，要求多如牛毛。

單純聽到這樣的例子，也許會以為他們只不過是「愛挑食」的人而已，然而當他們住院時，除了飲食以外，很自然便能看出他們的本性。不光是我，包括醫師、護士，甚至是隔壁床的病人，他們總是對所有的人抱怨他們的不平與不滿。

「之前給的藥沒有效，麻煩你再開其他的藥給我。」

「你真的很不會擦身體欸，怎麼連這種事都不會!?」

「隔壁的病人說夢話很吵，幫我換病房。」

他們對每件事情都要挑毛病，嘮嘮叨叨地不停發牢騷，臉上繃得緊緊的，一臉無趣的表情。除了飲食以外，偏食的人也對生活上大大小小的事情心懷不滿。

當然，被人埋怨不是件開心的事，不但其他患者不會接近他們，醫療人員也是人，如果每次碰面都只聽見對方滿腹牢騷，那麼只有在必要時、被呼叫或巡房的時候才會前往他們的病房，就連我自己也會很自然地迴避。此外，當他們造成其他患者的困擾時，就會被移往別的病房，如果在醫院照護有困難，甚至還會被要求出院。因為他們愛埋怨的關係，家人也幾乎不會來探病。是他們自己招致孤獨的境地。

即便從治療面來看，也對偏食的人不利。

他們無視醫師的意見與判斷，一味要求開藥，胡亂增加藥量，卻很難有效果。其實，藥沒效是有原因的。

藥物的有效成分會跟隨營養一起被運送到全身，如果因為偏食而導致營養不良，那麼藥物的成分也不能夠順利運行，效果自然打折扣。更糟糕的是，營養不良還會造成身體的免疫力和體力低落，和營養充足的人比起來，自我復原能力也就比較弱，病好得比較慢。

即便我向偏食的患者說明這些前因後果，也無法得到他們的認同。

「你這是把自己的能力不足怪罪到我們身上，在轉移責任吧!?」

如此一來，他們不光不受歡迎，無論經過多久，也不可能擁有健康的生活。

受歡迎的人什麼都吃

不偏食的患者和偏食的患者恰恰擁有相反的性格，過著完全相反的人生。

當我去詢問他們的飲食狀況時，他們會表達滿心感謝：「東西很好吃，謝謝您！」

如果因為狀況不佳而無法全部吃完時，他們會為此表達歉意：「剝馬鈴薯皮很麻煩吧？很抱歉我沒吃完……。」

有一位罹患失智症的老太太甚至每吃一口就跟我道謝一次。

「真好吃！」、「謝謝你！」

每次吃飯時都露出微笑。

吃飯以外的時間，她總是表情平靜，肌膚透亮，外貌也流露出一股溫柔的氣息。

這位老太太接受家人的建議，住在醫院裡最豪華的個人病房，家人經常來看她。後來我打聽了一下，聽說她有錢得令人咋舌。

就像這樣，不偏食的患者們不光是吃飯如此，我從沒聽說過他們會對人抱怨。

他們對人友善，說話替人著想，所以家人經常過來探訪，而且也深受醫護人員們的喜愛。

比起那些一見面就抱怨的患者，我自然比較喜歡去找這些總把笑容掛在臉上的患者，每每回過神來時，都在趕去看他們的路上。由於大家都喜歡親近他們，因此當他們的病況惡化時，也很容易被人察覺。

如同《狼來了》的故事一樣，平常總是滿嘴抱怨的人，我們很難判斷他們是真的不舒服，還是純粹發牢騷。不過，如果平常總說正面話語的人看起來情況不對，那就是真的，我們會立刻會為他們檢查或治療。

依照醫院規定，患者能住院的天數有限，必須在期限內出院。然而，偏食的患者常常快到期限了仍找不到出院後的去處。

面對一個只會抱怨的對象，就算是家人，也不想為這種人付錢吧？不過，即使不用付錢，也沒有人想跟愛抱怨的人住在一起。

「我們家不行啦……」

「你要照顧我啊！」

「回家的話會很困擾欸！」

家屬在醫院和患者彼此推諉責任的場面，我們早就見慣了。到了出院時，兩者之間依然環繞著冷淡和不愉快的氣氛。是我也一樣，假如家裡有一個滿腹牢騷的人，就算那是我的家人，還是會覺得很討厭。

另一方面，那些不偏食的患者，家人都很珍惜他們，他們很順利地就能找到出院後的去處。有些住在家人花費一番工夫為他們找到的舒適機構裡，有些和家人一起住。即使出院了，他們也不可能一個人孤單度日。而且，家人們多半希望他們能舒舒服服地生活，所以在他們住院時也會花錢為他們準備好個人病房。

看看醫師的殘羹剩飯即使未曾謀面也知道對方的性格和將來發展

挑食所造成的性格差異，並不限於病患身上。

營養管理師的工作之一，便是在檢食簿上記錄服務對象的飲食狀況。營養師、醫師每餐都和患者吃相同的食物，並對食物給予評價，然後將食物評價與患者吃剩的量互相比對，藉以改良食譜，製作營養豐富的餐點。

檢食簿的記錄方式，是在評價單上寫下食物的味道、份量、溫度和顏色，內容多元，還有一欄可以讓記錄者自由寫下心得。因為我的工作時間在白天，所以只能對午餐進行評價，早餐和晚餐就拜託醫院裡的值班醫師幫忙。

早上，我的第一件工作便是收拾值班醫師吃完的檢食餐點。只要看看這些吃過的餐盤，就能了解醫師的人品。

值班醫師屬於打工性質的工作，和我的工作型態相反，我們不會見面，我也無從得知對方的性格。不過，醫師們的殘羹剩飯、評價單，以及周遭人們的評價，必然都有著共通點。

殘羹剩飯較多、偏食的醫師，可以想見應該是個難相處的人。他們只會在評價單上寫下「那個很難吃、這個很難吃」之類的批評文字。也有一些人什麼都不寫，空著一張白紙，甚至有很多人連檢食餐點也不吃。

把餐點全部吃光的醫師，可以想像應該是非常受人愛戴的好醫師。他們也幾乎都會在評價單上寫下正面內容，有的文字詼諧有趣，有的會添加一兩句取悅讀者的字句，花心思讓閱讀的人感到愉快。即使是要指出問題時，也是相當客觀的內容，而且文末還會以「很好吃，感謝招待」之類的慰勞詞作為結尾。

我看過檢食簿後再到病房去，有時候會偶遇夜班和日班的護士在為前一晚的工作進行交接，值班醫師自然也是他們聊天的話題。由於我看過殘羹剩飯的狀態，所以心裡早對醫師的為人有底。

關於偏食的醫師，我聽到的聲音果然都是一致的差評。

「○○對小東西太龜毛，非要○○製的東西不可，放著其他工作不管就跑到倉庫去翻找。」

「愛挑剔的醫師真的很難相處呢……」

諸如此類，談論的內容全是醫師的惡行惡狀。

院長會在這個時間點來病房跟大家打招呼，而護士們口中的值班醫師的勤務態度當然也會被院長聽見，甚至還會有護士直接申訴，請院長不要再讓那位醫師來值勤。

這麼一來，那位值班醫師在醫院裡的地位就岌岌可危了。

至於那些把餐點全部吃光的醫師，護士們也給出非常高的評價。

「昨天醫師非常努力為患者看診哦❤」

「整個晚上那麼拼命，今天應該累癱了吧？今天的工作還可以嗎？」

護士們甚至還會說出這類關心的話。

此時，院長登場了。

護士向院長報告：「昨晚的值班醫師對患者很溫柔，真是個好醫師！希望您讓他來上班！」

這樣的讚美，就連院長也會心動吧。於是不偏食的醫師不但執勤的次數增加，其個人評價也會更進一步往上提升到希望由他來擔任常駐醫師的程度。

由於醫師的身分是指示醫療人員做事，因此他不光要有治療和手術技術，對工作的熱情和為人處事也是醫師的重要潛質，週遭人們對他的評價，關係到往後的信賴關係。

相反的，偏食的醫師們似乎很容易被捲入什麼麻煩的事件裡。他們多半給人不適應這個社會的印象，不但不受其他同事歡迎，也無法和大家順利合作，因而在原本的醫院待不下去，不得已輾轉換過許多值班的職缺……。

我工作的醫院也一樣，每天晚上都有值班醫師，這位醫師白天在別家醫院駐診，晚上則到我們這裡值班，看樣子幾乎沒有回家。他非常挑食，不吃我們醫院的檢食餐，總是自己帶便當來吃。便當裡面有他喜歡的菜餚，每天的便當菜色全都一模一樣。可能是因為偏食的關係，雖然身為內科醫師，但他卻患有糖尿病。

我很擔心這位醫師的狀況，曾跟他說過：「偏食造成的營養失調，會使身體無法順利製造荷爾蒙，這對糖尿病很危險！」

這裡的荷爾蒙可不是日式燒肉，而是用來調節人體機能的物質。荷爾蒙的種類繁多，光是目前已知的就超過１００種。如果我們體內無法順利製造荷爾蒙，就會引發

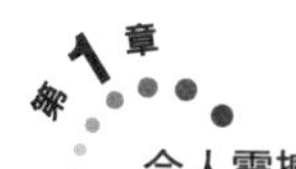

身體的種種失調。人類透過食物來吸收營養，製造身體細胞，因此荷爾蒙的分泌當然關係到我們的營養狀態。

當時我試著說明上述理論，但那位醫師卻把討厭蔬菜的行為正當化，回答我：「現在可是限醣時代！不吃主食也無所謂啦！就連蔬菜裡面也含有大量醣分，所以我不吃也沒關係。」

他不但沒發現自己得糖尿病的原因，還把別人的意見當作耳邊風。

順帶一提，當我詢問醫師為什麼要每晚來值班時，他說：「……我經濟上有困難。」

好不容易突破萬難成為一名醫師，也會因為偏食與否，而導致後來的成就出現天壤之別！

埋怨食物，使人變得孤獨又貧窮

在發現偏食會造成性格差異之後的幾年，我曾感到有些驚疑，為了解答這個疑惑，我悄悄地分別觀察過偏食的患者和不偏食的患者。

因此發現了驚人的事實。

偏食狀況嚴重的人幾乎都沒有獨立自主的經濟能力。當然，有經濟困難的人之中，也有一些不偏食、穩定生活的例外。不過，偏食狀況嚴重的人之中，幾乎沒有不靠救濟就能住院的例子，甚至也沒有人來探望他們。

當我跟朋友說：「偏食的患者都很窮！所以我們非得消除偏食的毛病不可！」朋友卻反駁我：「我的公司裡確實也有嚴重挑食又個性不好的人，但他是個有錢人。」

於是，我詢問了那些偏食患者們的過往，結果陸陸續續得到一些像是「以前是不動產之王，曾坐著賓士車到處跑」之類的回答。

這些人曾經過著這麼富貴顯赫的生活，現在卻連住院費都繳不出來，甚至還沒有人來探病！

我的患者大多是老人家，他們漫長的人生早已開花結果了。偏食的人即使在年輕時看似很成功，到頭來卻成了『人生的失敗者』。這使我確信自己歸納出來的法則沒有錯。

相反的，只要能在飲食上不偏不倚地攝取到均衡的營養，這樣的人便擁有良好的品格，大家都樂於聚集在他身邊，財富自然也就滾滾而來。偏食與否竟然還影響到我們是否能成為有錢人！

品格高尚的人將擁有財富；品格高尚的人不會挑食。

無論如何我都想向大家傳達這個事實，因此決定寫下這本書。我衷心期盼各位都能趁著年輕時改正偏食的習慣，把營養大量地傳送到頭腦裡，藉此改善個性上的偏差，修正自己的人生軌道。

Column_01

小泉前首相明瞭偏食的危險！

在日本，有一條闡述飲食與人格之間關聯的法律。那便是2005年制定的「食育基本法」。隨著飲食的歐美化與米食型態的改變，日本進入了單獨用餐的時代，當時的首相小泉純一郎對日本人的營養失衡抱持著危機感，於是制定了這條法律。

這條法律的前文裡，對於飲食和人格的關係，高聲宣布如下：

「食育對於身心成長及人格形成有著極大的影響，是一生中培養健全身心、孕育豐富人性之基礎。」

其他字句像是「為孕育孩童們豐富的人性，賦予其生長的力量，沒有比飲食更為重要。」、「實踐健全的飲食生活以增進身心健康。」……等等，文中反覆強調，飲食是為了培養豐富的人性。

小泉前首相也非常注重自己孩子的食育，他的兒子小泉進次郎議員來營養師公會演講時，也這麼說過：「小時候如果飯菜沒吃完，父親便不讓我下餐桌；一有不想吃的菜，就會被父親責罵。」

看過這麼多高齡患者，我相信偏食與否會對人格造成巨大的影響。事實上，品格美好、深受大家喜愛的患者們都異口同聲地這麼說：「從小父母就嚴格教養我不可以挑食」。

由於自幼便什麼都吃，所以攝取到均衡的營養，進而形成健全的大腦，對人格造成良好的影響。兒童的味覺還不發達，不喜歡苦味和酸味，所以不會自己主動吃蔬菜，周圍的大人就算用罵的，也要讓他們好好吃下去，慢慢的他們就會習慣這種味道，克服偏食的毛病。

以前，學校也教育學生不可以偏食，什麼都要吃，但最近因為食物過敏的問題，在幼稚園或學校很難教導學生不要剩下飯菜來。在一般家庭裡，寧可責罵孩子也不讓他們留下剩菜剩飯的家長也少了很多。一有年輕的患者住院時，我總是為他們嚴重的偏食狀況感到心驚。考慮到孩子們的未來，這種背後認同偏食的現代潮流令我感到憂心不已。其實，過敏的原因有很多是因為營養不足所引起的……

此外，食育基本法的第三條是「國民的飲食生活乃建立於自然的恩威之上，並受飲食相關人員的通力合作支持，對此我們應予以深深的感謝及理解」。文中包含了許多諸如「感謝」等表達情感的字眼，這就法律上來說實屬特例。

有一個比較心靈層面的例子。我曾經看過一個種花實驗，實驗者種植時一面說出感謝的話，另一盆則邊發牢騷邊種植，結果以感謝話語種植的那盆開出了美麗的花朵，以牢騷種植的那盆則枯死了。

當我回頭來看患者們，便覺得人類的身體也有相同的情況，真是不可思議。雙手合十，懷抱感恩的心吃東西的人，和邊發牢騷邊吃的人比起來，即使吃下相同份量的食物，其營養吸收率和對身心的作用似乎都有所差別。

吃東西時，對食材的生產者和製作料理的人心懷體貼，對動植物獻上的生命有所自覺，那麼自然會對食物湧現出感激之情。透過飲食教育來培養對食物的感謝，這對孩子身心的健全成長乃至於人格形成都將發揮重要的效果。

千禧年，我們已知偏食對身體所造成的危險性，也開始討論食育的必要性。小泉前首相早已發覺飲食不但關乎身體健康，還會影響人格。「防止偏食，藉此培育出心靈豐足的國民」這項融入了首相本身思維的食育基本法，我認為是使日本擁有光明未來的法律。

第2章

「偏食也無所謂」的想法超危險！人不能偏食的理由

所有的營養皆為身心不可或缺

為什麼偏食會影響人格？

因為人類的身體和腦部，全都由營養組成。

營養素有許多種類，每一個**「營養素都有單一成分無法作用」**的特徵。如果不集合所有的營養素，就無法形成正常的細胞。

然而，世界上並不存在一種具足人體所需一切養分的萬能食物，換句話說，要生成正常的細胞，就得從各式各樣的食物中攝取各種營養素，不可偏漏。如果只吃少量食材烹煮的簡單料理，必需營養素一定會有所不足。

形成人類身體的營養素，可以粗略分成碳水化合物（醣類）、蛋白質、脂質、維他命、礦物質這五大類，而各營養素之下又包含了許多種類。

舉例來說，組成皮膚、肌肉和臟器的蛋白質，便是由20種胺基酸在體內合成後加

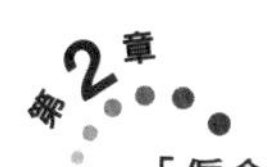

以製造。而合成蛋白質所需的胺基酸，其中11種由身體製造，另外9種所謂的「必需胺基酸」則無法從體內生成，必須由食物中攝取。

一般認為可以從魚、肉、蛋、大豆等具有「豐富蛋白質」的食物中攝取到必需胺基酸。事實上，即使同樣都富含蛋白質，但肉類中的大量胺基酸和魚類中的大量胺基酸，其種類並不相同。若要攝取到所有的必需胺基酸，飲食上勢必搭配各式各樣的食材。

而且，利用胺基酸合成蛋白質時，20種胺基酸會與體內現存數量最少的胺基酸結合，形成蛋白質，剩下的胺基酸便浪費掉了。

當我們吃下大量的肉類希冀能合成蛋白質時，如果完全不吃大豆製品和魚類，那麼某些特定的胺基酸便會過剩，某些特定的胺基酸又會不足。而胺基酸的過與不足，將無法順利合成蛋白質，致使人體陷入蛋白質不足的窘境。

此外，胺基酸是用來建構大腦的必需營養素。有一種名為「色胺酸」的胺基酸，由於對憂鬱症具有療效，近來深受矚目。但是，不管吞下多少色胺酸保健品，如果不連同其他的胺基酸一起攝取，就會像剛才說明的那樣，身體也只能吸收到少量的色胺酸。

單純攝取對身體有益的營養素之後，若任憑其他營養素匱乏，便沒有意義了。

光備齊了20種胺基酸也不能合成蛋白質，還需要維他命及礦物質的輔助。被診斷出蛋白質不足的患者，即使攝取了蛋白質飲品，仍舊沒有改善，這是因為合成蛋白質所需要的維他命和礦物質不足的緣故。甚至有人會出現拉肚子的症狀，把蛋白質原封不動地排出體外。反倒是正常攝取蛋白質，但著力補充維他命和礦物質的人，才能在體內順利合成蛋白質，矯正蛋白質不足的問題，這樣的例子為數眾多。

即便攝取充分的胺基酸，但若維他命和礦物質的數量不足，也無法正常製造出細胞。

蛋白質以外的養分也一樣。維他命B群包括B1、B2等12種，它們也不能單獨運作，當12種維他命齊備時，才能發揮維他命B群的功能。營養補充飲料上經常會看見「搭配維他命B1、B2、B6！」的標語，但只喝這種飲料，而沒有攝取剩下的9種維他命的話，也無法發揮維他命B群的力量。其他像是維他命C、維他命E，以及礦物質類的鈣質和鎂，銅與鋅等營養素，也都是成對運作的。

脂質分為三種，分別是飽和脂肪酸（Saturated fatty acid）、單元不飽和脂肪酸（Monounsaturated fatty acid）、多元不飽和脂肪酸（Poly un-saturated fatty acid），以3：4：3的比例吃下，便能獲得理想的健康效果。我們取英文第一個字母，將這個比例稱為「SMP比」。

近來人們將多元不飽和脂肪酸中的「n－6族脂肪酸」視為動脈硬化和過敏的原因，而棄如敝屣。如果大量攝取這種脂質，確實會對身體造成不良影響，但因為這種成分不好就完全不吃，僅僅攝取「n－3族脂肪酸」（多元不飽和脂肪酸的一種）這種一般人所謂的「好油」，那麼n－3族脂肪酸的功能也會受到限制。重點是，這兩種脂肪酸都被稱為「必須脂肪酸」，人體內無法自行合成，因此要從食物中均衡攝取。n－6族脂肪酸和n－3族脂肪酸以4：1的比例攝取，對身體的效果最好。

如前所述，幾乎所有的營養素都要交互作用，無法單獨運作，唯有聚合了各種營養素，才能發揮效果。

一旦我們偏食，長年累月之下便會造成某種特定營養素的慢性匱乏，不管多麼認真地攝取其他的營養素，也不能順利合成細胞，只會形成非正常的「廢物細胞」。

由廢物細胞所打造出來的身體，免疫力低落，身體狀況不佳，骨骼脆弱容易受傷，自然也就容易生病。

不用說，腦部也是由營養組成

營養無法單獨運作

【營養素不足的木桶】

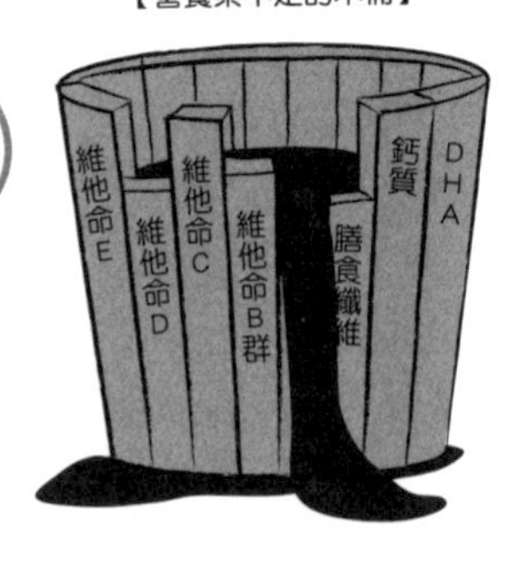

【營養素充足的木桶】

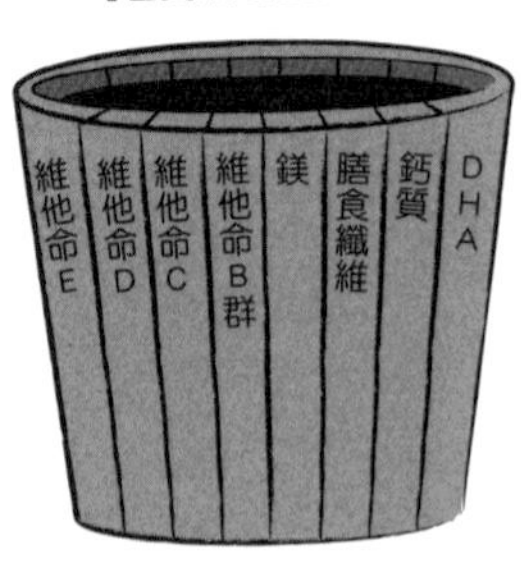

「多貝內克的木桶」思維：在木桶裡貯水，無論注入多少水，都只能貯存到木板最短的水量。同理，光是大量攝取同一種營養，其他營養素如果不足，便無法順利合成細胞。

使用營養最多的部位，第一名是肝臟占20％，第二名是腦部占18％。

器官的重量，肝臟占全身體重的6％，相對之下，腦部的重量是肝臟的$1/3$，僅占全身的2％，考慮到這一點，就比例上而言，腦部是我們體內使用最多營養的器官。

為什麼腦部會用到如此多的營養呢？這是因為腦中經常要製造大量的「神經傳導物質」。關於神經傳導物質，我們稍後再詳談，不過簡單來說，這是一種能左右人類思考和行動的「超重要物質」。神經傳導物質會決定一個人的性格！這麼說也不為過。

■休息時各器官的能量消耗率

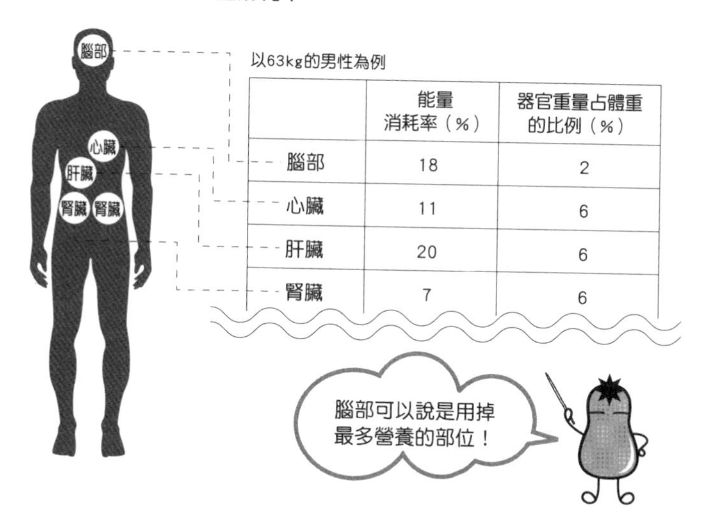

	能量消耗率（％）	器官重量占體重的比例（％）
腦部	18	2
心臟	11	6
肝臟	20	6
腎臟	7	6

神經傳導物質當然也是由營養組成。一旦我們偏食，營養長年處於過與不足的情況下，便關係到神經傳導物質的合成。腦部也是細胞的集合體，因此究竟是由健康的細胞組成，還是由廢物細胞組成，會對我們的性格和情緒控制造成很大的差別。

換言之，偏食會影響人格。

因為偏食而有肌膚問題的人

偏食的患者，也經常要跑皮膚科回診。

一個人的營養狀態很容易表現在外貌上，從皮膚上尤其容易分辨。皮膚主要是由蛋白質和脂質形成，因此當營養不均衡時，體內就不能順利合成蛋白質來形成健康的皮膚，致使肌膚問題增多。

我們透過飲食所攝取的營養，會優先給內臟使用，剩餘的再傳送到肌膚和大腦。

肌膚狀態良好，表示我們攝取的營養量多到足夠傳送給肌膚，反過來說，肌膚狀態不好就表示營養不良。

我與患者見面時，除了觀察他們的體型，還會檢視皮膚及頭髮的狀態。我諮詢的患者主要都是老年人，皮膚自然容易乾燥，但偏食的患者乾燥情形更加嚴重，就像鯊魚皮一樣粗糙，肌膚也沒有光澤。多數案例會去皮膚科就診，而皮膚發癢或疼痛的患者，也以有偏食情形的人占壓倒性多數。

而且，長期住院的患者中，不管是苦於嚴重皮膚問題的人，還是皮膚狀態遲遲不能獲得改善的人，幾乎都有偏食的毛病。在營養不足的情況下，由廢物細胞形成的皮膚，遠比健康的皮膚更容易受傷，也容易發生潰爛，即便擦藥也不太有效。

於是這些人便對醫師口出怨言，一次次地要求改變處方，即使告訴他們營養不良會影響皮膚狀態，他們也置若罔聞。營養不良不光會影響皮膚，因為養分沒有傳送至腦部，所以就連個性也會出問題。

至於那些沒有偏食的患者，皮膚上的問題就比較少，即便年齡增長，依然有著細膩透亮的肌膚。當然，他們從來沒有對醫師抱怨過。

年輕人的話，青春痘和臉泛油光之類的問題也是很大的煩惱。

乍看之下，人們容易覺得乾燥與青春痘是兩種截然不同的皮膚問題，但是，青春痘也是因為缺乏維他命B群或缺鐵而無法合成蛋白質所導致的結果。營養不足使細胞造出差勁的皮膚，因此容易發炎。

壓力也會引起肌膚乾荒，但其原因之一也和營養有關。人一旦處於壓力之下，就會大量消耗營養來對付壓力，如果營養不足，那麼傳送到皮膚的營養就會減少。俗話說「皮膚是裸露的大腦」。營養沒有傳到皮膚，表示營養也沒有傳到大腦，因此左右人類情感的「神經傳導物質」的合成也就跟著減少。只要看看皮膚，就能了解一個人容易有什麼樣的精神狀態。

偏食不但會造成肌膚問題，也容易引起心理問題。

感受情感的大腦，是由許多營養建構而成

人類究竟用哪裡感受「情感」？哪裡是我們的「心」？

或許有人認為心在胸腔裡，而情感便從心裡突然湧現。可是，我們體內並沒有一個名為「心」的臟器，那麼，我們究竟從哪裡感受到情感的？

在日文中，「心臟」這個漢字表示心的臟器；在英語中，心臟和心同樣都用「heart」這個字♥，所以……心就在心臟裡？

不對，答案是大腦。

腦內會分泌一種「神經傳導物質」，將指令送達全身，因此人類可以說話、吃東西、行走，進行各式各樣的活動。這種神經傳導物質不僅能驅動身體，對於情感和思考也有很大的作用，因為人類的思考和情感同樣也透過神經傳導物質來傳導。

一旦情感受外界影響而搖擺不定，大腦便會透過神經傳導物質對心臟下達指令，使心跳產生變化。因此，我們才會有「心裡悶悶的」、「心情很興奮」、「心中充滿感動」等感受。

神經傳導物質包含了多巴胺、血清素、GABA等許多種類，依據大腦分泌的神經傳導物質的種類和份量，我們所感受到的情緒也會有所差異。

舉例而言，當腦中分泌出多巴胺這種神經傳導物質時，人們就會感受到快感和喜悅，內心湧現熱情。另外，「血清素」與睡眠有關，當腦中分泌出這種神經傳導物質時，我們就會感到安穩、平靜，繼而放鬆心情。「GABA」則會帶來舒緩的效果，能抑制興奮感，對抗壓力，具有調整自律神經的功能。

就像這樣，神經傳導物質具備了種種效果，大腦會在必要的時候分泌出必要的份量，控制我們的情感與行動。

神經傳導物質是由維他命、礦物質、胺基酸等合成之後所形成的，這些營養彼此通力合作，缺一不可。

一旦我們的營養失調，大腦便不能順利合成神經傳導物質，情感控制的部分也會出問題。

此外，人腦本身約有6成脂質，剩下的4成由蛋白質構成。其中占了6成的脂質又有各式各樣的種類，許多脂質組合在一起才會形成腦細胞。魚類、肉類等食物中的脂質種類並不相同，如果不從多樣食物中攝取不同的脂質，便無法產生良好的腦細胞。

為了讓腦部正常運作，我們需要許多不同種類的營養成分。

■構成腦部的成分

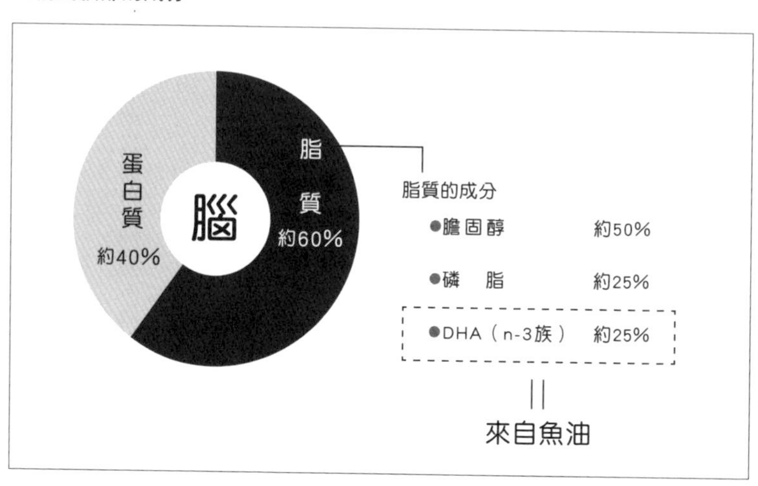

偏食會引起腦部問題

目前認為，使用養分最多的器官，第一名是肝臟，第二名是腦部。我們吃下肚的營養成分中，約有2成會被大腦拿來使用。腦部所使用的營養份量每個人有所不同，經常使用大腦來讀書或工作的人會需要更多的營養。換句話說，一旦身體營養不足，最先受到影響的便是大腦。

入院的高齡患者，很多都是因為身體狀況不佳而吃不下東西，導致營養失調。因此，我們營養管理師會觀察患者的血液檢驗數據，想辦法改善其營養狀態，並且每個月為病患做檢查，確認變化過程。對於極度營養不良的患者，有時候也會每週檢視一次。

患者當中，有許多人處於不穩定的狀態，可能一句話也不說，或者因為興奮而高聲叫喊，但是在營養狀態獲得改善後，一直不說話的人不但開口說話，笑容也增加了，高聲叫喊的情況變得愈來愈少，連長期臥床的人都邁出步伐。

理由非常簡單，這是透過營養補充，使大腦獲得營養了。

患者們的症狀乍看之下像是精神疾病，其實是因為營養不足，導致腦細胞和神經傳導物質無法順利合成，因此大腦所下達的指令沒能確實傳送到身體各處，這才引發了種種症狀。長期臥床的人之所以能再度行走，也是因為大腦正確地發出了「走路」的指令，接著順利傳送到身體四肢的緣故。

只要營養充足，便能正常合成神經傳導物質，使大腦確實發揮出該有的功能。

■神經傳導物質的合成過程

蛋白質
Ca,VC　胃酸

L-麩醯胺酸
菸鹼酸　麩胺合成酶
L-麩胺酸
維他命B6　麩胺酸脫羧酶
γ-胺基丁酸（GABA）
琥珀酸酯

L-苯丙胺酸
葉酸　鐵　菸鹼酸　苯丙胺酸羥化酶
L-酪胺酸
葉酸　鐵　菸鹼酸　酪胺酸羥化酶
L-多巴
維他命B6　多巴脫羧酶
多巴胺
VC,Cu　多巴胺β羥化酶
去甲腎上腺素

L-色胺酸
葉酸　鐵　菸鹼酸　色胺酸羥化酶
5-HTP
維他命B6　5-羥基色胺酸脫羧酶
血清素
SAMe　Mg
褪黑激素

出處：orthomolecular.jp

心理疾病的原因出在大腦的營養不足

就像這樣，要使大腦正常運作，均衡的營養是不可或缺的條件。營養管理師不僅觀察患者的血液數據，包括患者的說話頻率、症狀是否穩定……都是營養狀態的指標。這些現象與營養之間的關係，在營養管理師同儕間是常識。

注意到這項事實，開始有愈來愈多醫師透過補充營養的方式來改善憂鬱症等精神疾病。然而令人遺憾的是，日本的醫療界目前仍未能完全認同大腦與營養狀態有密切關聯。我就曾經被精神科醫師質疑：「精神疾病不可能因為營養改善而痊癒。」、「大腦和營養兩者間為什麼會有關聯？」。

身體所攝取來的營養，約有2成被撥給大腦使用，況且神經傳導物質是由維他命、礦物質、胺基酸等成分形成，要說「營養狀態和大腦運作沒有關係」，這絕對不可能！

自從我發現偏食和性格的關聯以後，便深入學習大腦和營養之間的關係，我相信要讓大腦正常運作，均衡的營養是不可欠缺的條件。

目前精神科的問題出在「多重用藥」（polypharmacy），與其他科別的患者相比，精神科患者吃的藥份量較多。長年吃藥不但造成身體負擔，還會出現副作用，甚至對藥物產生依賴性。因此，日本厚生勞動省（類似台灣的衛生署）提醒醫師減少開立精神藥物，但只要患者的症狀沒有改善，無論如何都得增加用藥。藥下得愈來愈重，症狀卻難以改善，所以才有人說精神病治不好，精神病患一再住院被視為常態，這就是精神科的現況。

可是，我看到的精神病患者，每天喝入大量果汁、有偏食傾向的人非常多，當我著眼於他們的飲食習慣，改善其營養狀態後，即使不改變用藥種類，不增加藥量，症狀也會慢慢減輕。待症狀改善之後，甚至可能減少藥量，對患者身體所造成的負擔便會銳減。

患者的症狀之所以減輕，可能是因為補足了一直以來所欠缺的營養，使神經傳導物質能有效合成；也可能是因為營養狀態調整好了，於是恢復成原本容易治療的體質。無論是哪一種，都使我們了解到營養狀態會對大腦造成多大的影響。

血液濃度稀薄會導致大腦的營養不足

至今為止，我見過來自各科的病患，但罹患血糖調節障礙（調節血糖的機能不能正常運作）和精神疾病的患者，偏食的人遠多於其他科。

其中完全不吃肉、完全不吃魚、完全不吃蔬菜的極端偏食者尤其醒目。均衡的飲食能為我們帶來健康的身心，因此身為一名營養管理師，我的工作就是計算食物的營養價值，讓病人吃下理想的餐點，進而恢復健康。以醫院的服務來說，如果我端出符合病人口味的住院餐，應該會得到病人的好評吧，但這麼做又不能兼顧營養均衡，病人的症狀便一直不會好轉。因此，即使知道病人挑食，我也會提供營養均衡的餐點，但就算我告訴病人要全部吃完才能改善病情，他們也吃不了多少。

有人認為，正是因為病人的精神狀態不穩定，所以才對食物有所偏執。但我反倒認為，病人是由於長年偏食導致嚴重的營養不良，長期處於腦細胞和神經傳導物質無法順利合成的狀態，因此才引發精神疾病。

在我的印象中，罹患血糖調節障礙和精神疾病的患者大多特別討厭蔬菜。

蔬菜中含有豐富的礦物質和膳食纖維。例如「胰島素」這種用來降低血糖值的荷爾蒙，其原料就是一種名為「鉀」的礦物質，如果討厭吃蔬菜，便會造成體內的鉀含量不足，進而使胰島素的合成量減低。我會從血液檢查得到的鉀含量來推測患者體內的胰島素分泌量。

關於其他荷爾蒙的分泌，礦物質和膳食纖維的力量同樣不可或缺。如果持續挑食不吃蔬菜，身體便無法合成荷爾蒙。由於荷爾蒙也具有左右情感的作用，萬一體內無法順利合成荷爾蒙，精神狀態就會變得愈來愈不穩定。

此外，礦物質之一的鐵質為血液的主要成分，與血液的濃度有密切關聯。不僅如此，合成神經傳導物質中的「多巴胺」或「血清素」時，鐵質也是不可欠缺的材料。

營養素與血液一同被運送到身體的各個器官，一旦血液的濃度稀薄，運送營養的機能便會衰退，致使大腦和身體收不到必需營養素。大腦接收不到營養，便無法確實形成神經傳導物質，於是人們便容易感到焦躁或不安。

女性因為月經週期的關係，心情容易起伏不定，這不光與荷爾蒙的平衡有關，月經所流失的血液造成血液濃度下降也是原因之一。女性的焦躁、生氣、歇斯底里、不安、優柔寡斷等情緒，大多與「潛在性缺鐵貧血」有關。所謂的潛在性缺鐵貧血，表示體內貯存的鐵質含量較少。這在一般的血液檢查中不會發現，本人多半也不會察覺到，即便男性也可能因為偏食、飲酒過量、運動過度而發生。

鐵質會與蛋白質一起作用，所以和蛋白質一起攝取可以提高吸收率。其他像是銅、鋅、硒、錳、維他命C等礦物質，若與鐵質一起攝取，也會提高鐵質的吸收率。單獨攝取鐵質一種礦物質的話，吸收率很差，所以有必要和上述這些營養素一起攝取。

紅肉中含有鐵質以及提高其吸收率的營養素，確實是預防貧血的最佳食物。

為了減肥或者吃素等理由而不吃肉的人，除了鐵質之外，還會欠缺各種營養素，對於人格形成與大腦運作非常危險！排除特定營養素的減肥方式，必然影響腦部的狀態。

從前，有位年輕的女性因為莫名的恐懼感而被救護車送來醫院，我看了她的血液檢查數據，發現她為了減肥導致營養狀態非常衰弱。她那突如其來的恐懼感，恐怕是因為營養不足致使腦部接收不到營養而引起的現象吧！

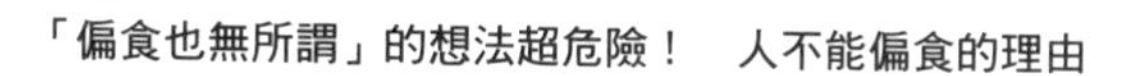

限制○○、禁止特定食物……這種減肥手段會造成營養極度偏差，甚至連思考都有了偏執。即便本人沒有察覺，卻被周圍的人視為麻煩人物──「比以前更神經質了」「眼神銳利得可怕」「想法偏頗又固執」──這樣的案例很多，而這些情況，有很高的可能性是因為營養不足。

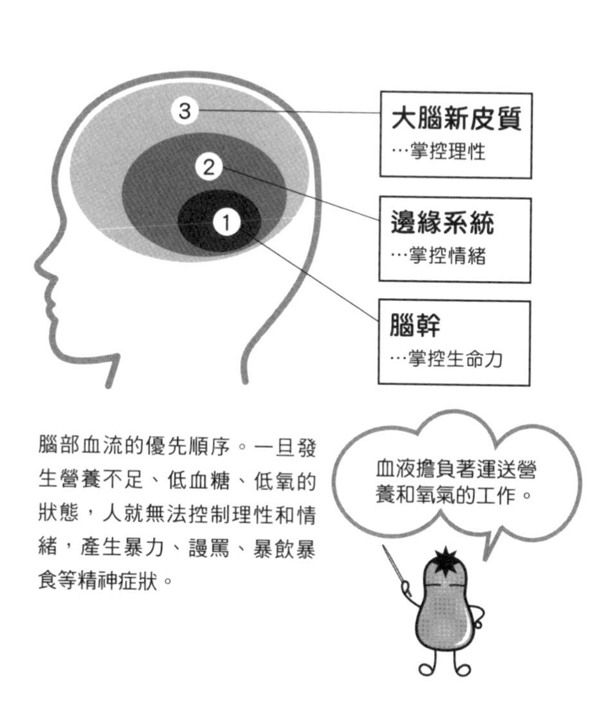

腦部血流的優先順序。一旦發生營養不足、低血糖、低氧的狀態，人就無法控制理性和情緒，產生暴力、謾罵、暴飲暴食等精神症狀。

在過度保護下長大的人很可能有隱性偏食！用營養打造堅強的心靈

一名二十歲的男子因骨折而住院，他是從其他醫院轉診過來的病患。他剛入院時，我到病房去確認他的營養狀態，他的母親也在場。當我詢問母親關於兒子的飲食狀況時，母親自信滿滿地說：「我家的孩子不挑食，什麼都吃」。病人自己也同意這一點。

但是當我一打開餐盒，這個大男孩完全吃不下醫院裡的餐點。

「這裡的東西太難吃了，我不要吃！」

「我不吃○○！」

他大發雷霆。不光是我，他還對醫師和護士頻頻抱怨，讓人頗感困擾，最後由他母親每天做飯帶便當給他吃。

為什麼他和母親都沒有發現自己偏食呢？

我問了一下這個大男孩平常的飲食習慣，他平常早晚都在家裡吃，去學校也帶著媽媽做的便當，完全在父母的過度保護下長大。由於母親只做他喜歡的食物，所以他和母親都不曉得自己討厭吃什麼，沒有察覺到自己有偏食的問題。

住院時，即便他不吃醫院餐，以抗拒的態度給醫療人員帶來困擾，他的母親也不會糾正他，依然每餐勤勞地從家裡送便當過來。

有一天，我實在看不下去他這種嚴重偏食的行為，告訴他：「如果不好好地均衡飲食，傷口是不會好的。」

結果他叫來母親，落下一句話：「吃這種東西傷口才會惡化吧！像這種醫院，我還不如出院！」

竟然就直接出去了。

他是個非常暴躁的人，具有驚人的攻擊性。事實上，他轉院的理由也是因為態度過於惡劣而被上一個醫院趕出來（？）。至於骨折，據說也是因為他無視紅綠燈，才會發生交通事故。

他雖然氣勢洶洶地走出去，但這種性格到了其他醫院應該會被拒絕治療吧，結果又回來就診了。但我們已經明白他的性格了，因此沒有讓他入院，而是讓他從家裡往返醫院就診。他每次來復健的時候總是滿口怨言，而母親必定陪伴在側。

這個男孩子從小就只吃自己喜歡的食物長大，在無意識的情況下持續偏食，導致營養不足，使腦中的神經傳導物質無法順利合成，所以他才沒辦法控制自己的情緒，總是和身邊的人吵架，甚至被貼上麻煩人物的標籤。

在我們身邊，有一個地方可以檢視自己是否偏食，那就是醫院的餐廳。

要怎麼察覺到自己偏食呢？

醫院餐廳提供的食物和病患吃的一樣，也就是所謂的醫院餐。考慮到營養均衡，餐點裡使用了許多食材。對於愛挑食的人來說，餐點中出現討厭食物的危險性很高，所以他們不會出現在餐廳裡。

根據我的經驗，聲望高、受歡迎的醫師，或是讓人感覺舒服的人，經常會去醫院餐廳吃飯；而個性不討喜的人則不會出現在餐廳裡。

在我有嚴重偏食的同事之中，有人每天只吃糖果、麵包果腹，聽說那位同事的父母放棄育兒，所以他從小便吃糖果和麵包長大。糖果和麵包幾乎沒有營養。那位同事的抗壓力差，工作時罹患了憂鬱症，大約半年左右便離職了。

一點點小事就感到沮喪，性格脆弱，這種個性最痛苦的就是本人。每當我看見偏食的人時總是覺得很遺憾，如果能夠從小飲食均衡，使營養傳送到大腦裡去，本來有機會長成一個更堅強的人。

已經被診斷出罹患精神疾病的患者，例如思覺失調症……等等，需要花上相當長的時間來改善，但如果只是「容易感到沮喪」、「容易覺得焦躁」的人，只要多注意一點，從現在起就能完全改變。

請各位先回過頭來檢視自己是否有隱性偏食的問題，尤其是一個人生活的人，很有可能只吃自己想吃的食物哦！

選對象時看清對方的方法

有無偏食也可以用來選擇伴侶。如果想擁有穩定的愛情和幸福的婚姻生活，就要選不偏食的人。因為偏食的人很可能個性易怒，遇到困難容易一蹶不振，甚至因為營養失衡導致思想也跟著偏差。

這麼說吧，如果對方老愛挑剔家裡煮的菜，那麼和這種人結婚也會生活得很辛苦。雖然是我個人的看法，但和一個愛挑剔太太的菜的丈夫在一起，生活很難一帆風順。偏食與否，是經營一個美滿家庭的重要關鍵。

進一步而言，沒有偏食的人其原生家庭的環境很有可能也比較好，也許可以不用擔心婆媳問題。相反的，嚴重偏食的人可能沒有良好的家庭教育，他們的父母多半不關心孩子，要不就是縱容溺愛。

我就直接了當的說，要看清對方是不是合適的人，重點就在第一次約會！

為了搞清楚對方究竟有沒有偏食，在第一次約會時就要觀察對方是不是會挑食、有沒有殘羹剩飯。我建議約對方去那種會一道一道上菜的餐廳。

這種慢慢上菜的套餐，客人很難仔細選擇要吃什麼，面對餐廳端出來的餐點，都得不容分說地吃進肚子裡去。當你要訂位時，如果對方開口表明自己不喜歡吃，要求你訂其他料理，那麼這個人第一個出局。

即使對方突破第一關也不能掉以輕心，還要仔細觀察這個人的吃飯方式。如果他細細地挑掉不喜歡的食物，一樣出局。會等到食物端出來之後才忍不住挑掉的人，屬於重症類型。如果在你面前避開不喜歡的食物，那這個人就沒有第二次的機會了（笑）。真的遇到這種人的話，不要猶豫，馬上甩了他！就算交往了，坦白說只是勞心勞力而已。

還要注意一點，別任由對方找餐廳，自己試著提供一些餐廳選項也好，因為如果是對方想去的店，我們很難發現對方是否會挑食。像自助餐這種可以自由選擇的店也很危險，因為看不出會不會偏食。不管哪種店都開心赴約，吃什麼都好，和這種人才能開開心心地交往。讓我們選一個不挑食的對象吧！

第一次約會時，與其關心聊天的內容，倒不如先注意對方的飲食方式！

（笑）

第3章

擁有幸福人生的8個飲食準則

靈活運用食物的「胺基酸分數」

人類的身體由碳水化合物、蛋白質、脂質、維他命、胺基酸這5種營養素組成。其中包含腦部、內臟、皮膚、肌肉、骨骼、血液、胃酸、荷爾蒙、唾液、神經傳導物質等，幾乎整個身體的主要成分都是蛋白質。

富含蛋白質的食物有魚、肉、蛋、大豆等等，但任何食物都不可能被身體直接吸收，因為蛋白質的分子太大，身體無法直接吸收。因此，我們吃下去的蛋白質會在體內暫時分解為「胺基酸」這種小分子，然後再合成蛋白質。

■ 蛋白質在體內的分解過程

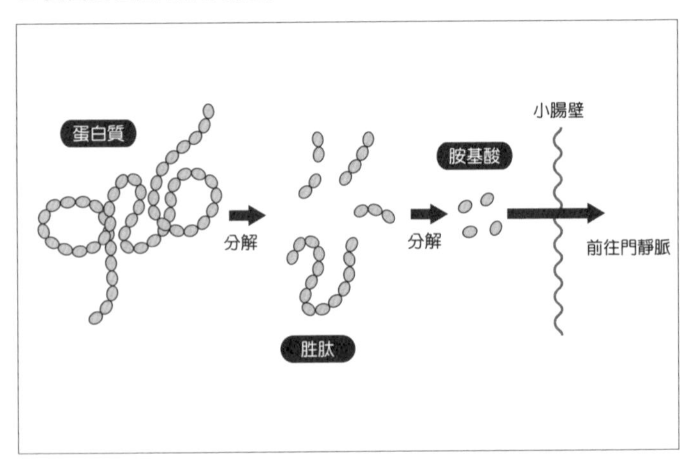

合成蛋白質必須用到20種胺基酸，其中9種我們無法自行合成，必須從食物當中攝取，這9種便稱為「必需胺基酸」，剩下的11種可以在體內自行合成，稱為「非必需胺基酸」。

若要合成身體組織，我們就得均衡攝取這20種胺基酸，因為身體會配合體內存量最少的胺基酸來合成蛋白質。

舉例來說，假設其中的19種胺基酸我們各攝取100g，剩下的1種胺基酸僅攝取10g，那麼身體僅會合成10g的蛋白質。

為了充分攝取到體內無法形成的必需胺基酸，在飲食上讓我們留意那些胺

■必需胺基酸與非必需胺基酸的種類

必需胺基酸	非必需胺基酸
●蘇胺酸	●精胺酸（幼兒必需）
●色胺酸	●麩醯胺酸（準必需胺基酸）
●組胺酸	●甘胺酸
●苯丙胺酸	●丙胺酸
●蛋胺酸	●絲胺酸
●纈胺酸（BCAA）	●天門冬胺酸
●白胺酸（BCAA）	●麩胺酸
●異白胺酸（BCAA）	●酪胺酸
	●脯胺酸
	●半胱胺酸
	●天門冬醯胺

基酸分數高的食物吧！

所謂「胺基酸分數」，是把食物當中所含有的必需胺基酸加以數字化。胺基酸分數100的食物，表示食物當中這9種必需胺基酸的含量很平均。分數愈低，代表9種必需胺基酸的比例愈不平均。

（參考64、65頁的「各食品之胺基酸分數一覽表」）

【蛋白質不足的木桶】

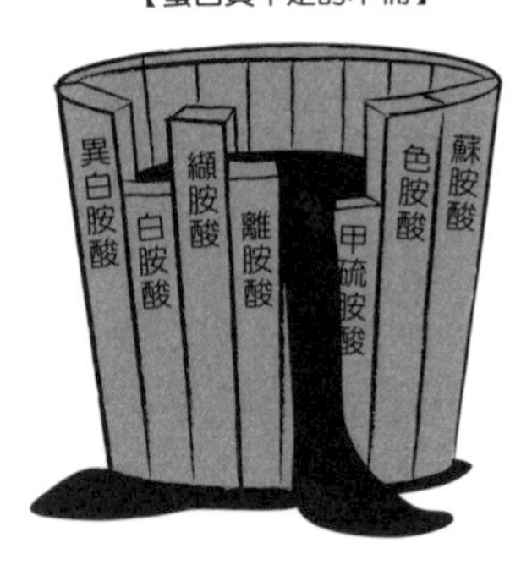

【蛋白質充足的木桶】

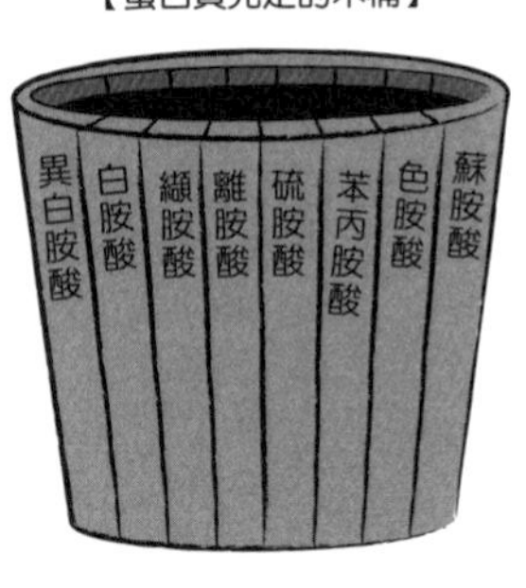

身體會配合20種胺基酸中存量最少的胺基酸來合成蛋白質。

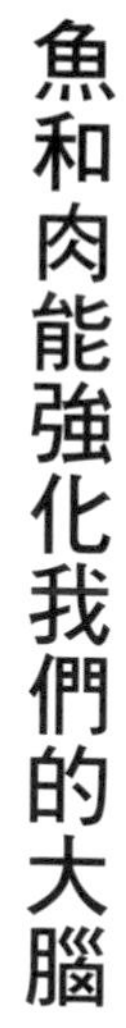

魚和肉能強化我們的大腦

胺基酸分數高的代表性食物便是肉類，牛肉、雞肉、豬肉等都是100分，此外，還富含維他命A、維他命B12、礦物質等合成蛋白質時所需的營養素。

我們在第2章裡也提過，僅有20種胺基酸作為原料並不夠，還要借助維他命和礦物質的力量才能合成蛋白質。若以料理來譬喻，則胺基酸是材料，維他命及礦物質就像是用來烹調的火力。而肉類這種食物，同時兼具了原料和火力，因此能夠非常有效的合成蛋白質。

我們腦中所分泌的神經傳導物質也是由胺基酸、維他命、礦物質一起合成。吃了肉之後，不但能有效打造出強壯的身體，也能讓大腦的活動更靈敏、更活躍。

人腦當中有4成是蛋白質，剩下的6成是脂質。形成大腦所需要的脂質當中，有25%是屬於n—3族脂肪酸的「DHA」。n—3族脂肪酸包含了α—亞麻酸、EPA、DHA等三種，其中DHA和EPA主要存在魚類之中。

雖然α—亞麻酸和EPA可以在體內轉換為DHA，然後再送至大腦中，但轉換

	異亮胺酸	甲硫胺酸 ＋胱胺酸	纈胺酸	蘇胺酸	色胺酸	限制胺基酸	胺基酸 分數
	180	160	220	210	70		
	1700	1100	1800	1500	490	-	100
	320	190	330	280	98	-	100
	250	150	260	220	75	甲硫胺酸＋胱胺酸	94
	610	690	760	580	180	-	100
	(730)	(600)	(780)	(730)	(190)	-	100
	610	510	700	620	160	-	100
	520	470	590	530	130	-	100
	(850)	(700)	(930)	(860)	(240)	-	100
	880	750	970	880	230	-	100
	610	490	710	630	150	-	100
	(900)	(800)	(1000)	(910)	(260)	-	100
	1000	840	1100	1000	280	-	100
	700	610	810	730	160	-	100
	910	770	980	900	250	-	100
	850	730	920	850	220	-	100
	850	780	960	890	220	-	100
	880	750	1000	880	210	-	100
	1000	970	1200	1100	310	-	100
	940	860	1000	950	230	-	100
	1000	920	1200	1000	250	-	100
	930	900	1100	960	230	-	100
	830	760	950	840	220	-	100
	950	840	1100	960	240	-	100
	1200	1000	1300	1100	300	-	100
	220	210	240	250	57	色胺酸	81
	770	750	810	720	190	-	100
	530	430	560	510	130	-	100
	(630)	(620)	(660)	(650)	(150)	-	100
	600	440	590	640	120	-	100
	450	470	470	510	100	-	100
	170	110	200	140	45	色胺酸	64
	1200	710	1600	830	290	-	100
	520	330	550	450	150	-	100
	14	17	17	18	11	亮胺酸	6
	15	15	17	17	5	亮胺酸	6
	310	380	370	240	100	賴胺酸	53
	310	320	370	240	95	賴胺酸	47
	210	220	250	160	65	賴胺酸	33
	340	330	410	260	100	賴胺酸	56
	470	500	570	360	140	賴胺酸	67
	110	120	160	100	42	賴胺酸	31
	91	110	130	84	35	賴胺酸	23

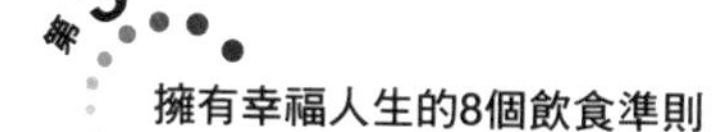

■各食品之胺基酸分數一覽表

食品名	必需胺基酸	賴胺酸	組胺酸	丙苯胺酸＋酪胺酸	亮胺酸
	胺基酸評分範式	360	120	390	410
大豆	日產・黃豆・乾	2300	1000	3200	2800
豆腐	老豆腐	450	190	660	560
	嫩豆腐	350	150	500	430
雞蛋	全蛋・生	890	310	1200	1000
乳用肥育牛肉	牛肩胛肉・肥肉・生	(1400)	1200	(1200)	(1300)
	肋眼肉・肥肉・生	1200	490	1000	1100
	胸腹肉・肥肉・生	1100	460	910	960
	後腿肉・肥肉・生	(1700)	(770)	(1400)	(1500)
大型豬肉	肩胛肉・肥肉・生	1700	820	1400	1500
	胸腹肉・肥肉・生	1200	510	1100	1100
	後腿肉・肥肉・生	(1700)	(860)	(1500)	(1600)
	豬里脊・紅肉・生	1900	880	1700	1800
白肉雞	雞翅・帶皮・生	1400	630	1200	1300
	雞胸・帶皮・生	1800	1100	1500	1600
	雞腿・帶皮・生	1600	680	1400	1500
魚貝類	日本竹筴魚・帶皮・生	1800	780	1400	1500
	沙丁魚・生	1700	990	1400	1500
	鰹魚・春季・生	2000	2500	1700	1800
	真鰈・生	1900	500	1500	1700
	白鮭・生	2000	1100	1600	1700
	真鯖・生	1800	1300	1500	1600
	秋刀魚・帶皮・生	1600	1200	1400	1400
	真鯛・養殖・帶皮・生	1900	580	1600	1600
	黑鮪魚・紅肉・生	2300	2400	1800	2000
	蛤蜊・生	390	110	390	370
	明蝦・養殖・生	1600	400	1400	1400
	松葉蟹・生	930	300	920	870
	透抽・生	(1100)	(320)	(1000)	(1100)
	章魚・生	980	310	920	1000
	干貝・生	800	250	730	780
牛乳及乳製品	普通牛乳	270	92	310	320
	加工起司	1900	720	2500	2300
蔬菜	毛豆・生	740	340	990	890
	洋蔥・鱗莖・生	43	16	45	25
	番茄・果實・生	25	12	32	25
穀類	低筋麵粉・1等	190	370	700	610
	麵包	170	200	730	610
	烏龍麵・生	120	130	470	410
	中華麵・生	200	210	810	660
	通心粉・義大利麵・乾	240	340	1000	940
	稻米・糙米	110	77	260	220
	稻米・白米・粳米	83	61	220	190

效率並不太好，因此若要形成強健的大腦，就必須攝取相當分量的n－3族脂肪酸。而轉換過程中，當然也需要有維他命和礦物質的助力。

如果大腦所需的營養素n－3族脂肪酸的分量不足，就會出現各式各樣的精神症狀。

比方說，「產後憂鬱症」的病因之一就是由於n－3族脂肪酸的減少。母乳中充滿了許多脂肪，富含大量的DHA。哺乳時，DHA隨著母乳一起流出體外，於是母體內的DHA便呈現不足的狀態，這就是引發憂鬱症的原因。要避免DHA不足，非得比平常更大量攝取富含n－3族脂肪酸的食物不可。

除了產後憂鬱症之外，還有各種精神症狀和偏激的性格，都是由腦部營養不足所引起的。儘管症狀各有差異，但原因出在腦部營養不足的可能性很高。

有一首歌唱著：「吃魚頭好壯壯唷～」，這首歌之所以會這樣唱，除了表達n－3族脂肪酸在大腦中占有率極高以外，還有另一個理由。

因為n－3族脂肪酸會提高神經傳導物質的傳導速度，換句話說，就是加速腦部的運轉。而且n－3族脂肪酸還有抗氧化作用，能保護腦部免於老化。如果因為偏食而少吃魚，便會導致n－3族脂肪酸不足，腦部機能衰退。相反的，如果經常吃魚而確實攝取n－3族脂肪酸的話，便會使腦部機能活躍，人人都能像歌詞那樣頭好壯壯！

據說日本人是世界上吃最多魚的民族，日本人總給人一副手腳靈敏，頭腦清晰的印象。美國知名媒體Gazette Review在2016年發表的「最聰明的國家」評比中，日本名列第三，這也可以說是吃魚文化的功勞。

然而，日本人的魚類攝取量年年下降，與此相對的是精神病患者的比例持續增加。我認為，這是因為日本人自古便大量吃魚，所以相較於其他國家的人，日本人的腦部已經演化為需要更多的n－3族脂肪酸。

現在日本人的魚類攝取量仍然是世界第一，但和從前相比已經下降了許多，日本人腦中所需要的n－3族脂肪酸因而不足，這才導致精神病患者的增加。

　看看那些個性有問題的患者的診療記錄，上面註記「禁魚」、「禁肉」的文字異常醒目。禁魚，代表他們不喜歡吃魚，所以拜託醫療人員別拿魚給他們吃。禁肉則表示他們不想吃肉。

　不吃魚、不吃肉，身體就得不到足夠的優良蛋白質或n－3族脂肪酸，這不但對腦部及神經傳導物質的形成會造成不良影響，甚至還會影響人格。

　同樣的，例如完全不吃肉這種對特定食物偏食的人，有精神疾病的案例出乎意料的多，像是嚴重的妄想、強烈的恐怖感、因思考獨特而欠缺社會性等等。蛋白質是神經傳導物質的基本材

■每位國民的魚類攝取量變化以及精神疾病患者數量的變化移

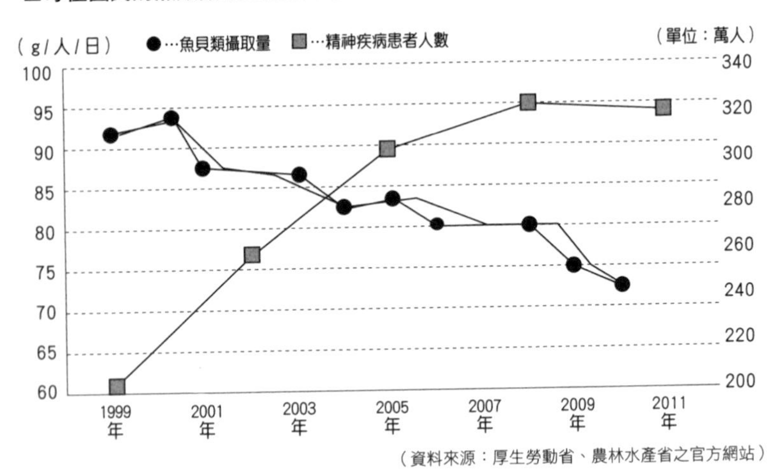

（資料來源：厚生勞動省、農林水產省之官方網站）

料，如果我們不吃肉，會使蛋白質含量不足，無法正常合成神經傳導物質。

此外，人們多認為肉類中的維他命含量很少，其實肉類當中的維他命A、維他命B、維他命B12的含量遠勝於蔬菜。一旦缺乏維他命B群，幾乎多數人都會出現精神疾病。基於素食主義而只吃蔬菜的人，體內不光會缺乏胺基酸，就連合成蛋白質所需的維他命、礦物質都會不足。

不吃魚、肉，不但對身體有害，也會給我們的頭腦帶來很大的危險！

「納豆＋雞蛋＋白飯」是理想的營養比例

能夠攝取到蛋白質的4種食物（肉、魚、蛋、大豆）中，唯一的植物性來源是大豆。蛋白質由20種胺基酸組成，依據食物的不同，組合方式也不一樣。像納豆、豆腐這一類的大豆製品，擁有大量動物性蛋白質中較少見的胺基酸種類，人體無法自行合成的必需胺基酸含量也很豐富，可以彌補吃肉、吃魚時不足的營養素，是很理想的食物。

大豆具有高度保存性，人們自古便經常食用，然而到了現代，食用過多動物性蛋白質而少吃大豆的人卻不斷增加。

如前所述，對人類而言，動物性蛋白質固然是優良的蛋白質來源，但如果只吃動物性食品，造成營養失調的話，便會引起生活習慣病或心臟、腦部血管的疾病。腦部的血流會影響人們對理性及情緒的控制，進而左右人們的性格。

製造腦部細胞的重要營養素是一種名為「酪胺酸」的胺基酸。大豆蛋白質中便富含酪胺酸，因此若要使腦部運作順暢，就別光吃動物性蛋白質，要有意識地每天確實攝取大豆製品。

話雖如此，要吃下大量的大豆製品卻相當不容易，所以可以用白米來補足植物性蛋白質。說到白米這種食物，大家都會想到碳水化合物，但出人意料的是，白米中也含有蛋白質。不過，白米的缺點在於胺基酸分數很低，魚和肉都有100分，雞蛋也是100分，相較之下，白米只拿到60分。光吃米的話，蛋白質的合成率會很差。

不過，有個秘訣可以提高白米的胺基酸分數。

只要加入胺基酸分數高的食物一起吃就行了。比方說，在白飯上面撒些柴魚片或淋上納豆和雞蛋。尤其是雞蛋，它不光胺基酸分數100分，而且還富含合成蛋白質時所需要的維他命和礦物質，是「營養價的優等生」，一起吃下肚後，可以讓身體格外吸收到更多納豆和白米當中的營養素。

很多人會把雞蛋拌入納豆裡，淋在白飯上吃，就營養價值來說，這是最正確的組合。奉勸一直以來都單吃納豆的人，從今天開始請務必要加上雞蛋一起吃，僅僅添加一項食材，瞬間就能提高營養攝取率。其他像是麻婆豆腐、撒上柴魚片的日式冷豆腐等兼具植物性蛋白質和動物性蛋白質的料理，營養比例也非常均衡哦！

在平日的生活裡，大豆製品是很容易被忽略的食材，不會有人一次大量食用納豆或豆腐，因此攝取量極低。我們平時除了要注意多攝取大豆製品之外，還要搭配魚、肉、蛋一起食用，才能巧妙地攝取到足夠的營養。

幸福的人愛吃蔬菜 個性差勁的人討厭蔬菜

我所諮詢的患者當中，個性有問題的人，比起討厭魚、肉，絕大多數更討厭蔬菜。

即使吃再多蛋白質，但如果沒有維他命和礦物質的助力，依舊無法合成蛋白質。74頁的圖稱為「檸檬酸循環」（TCA cycle），圖中描繪出食物被分解、吸收，乃至轉換為能量的過程。由這張圖便可以了解，蛋白質被分解為胺基酸的過程裡，需要很多維他命和礦物質的參與。此外，醣類和脂質的分解及吸收也需要多種維他命與礦物質。如果沒有維他命及礦物質的幫助，無論任何營養素都無法被身體吸收。

富含大量維他命和礦物質的食物便是蔬菜及水果。尤其是蔬菜，礦物質含量特別高。

蔬菜當中還含有豐富的膳食纖維，這是當前備受矚目的「第六營養素」。提到膳食纖維，大家的印象就是拿來消除便秘，但最近的研究證實，它是建構身體時非常重要的營養。因為膳食纖維可以調整腸內環境，提高營養的吸收率（這個部分留待後面詳述）。

我見過的患者中，住院時心平氣和的全都是平日充分攝取蔬菜的人。相反的，滿嘴抱怨的人絕大多數討厭蔬菜。

當我詢問那些愛吃蔬菜的人時，得到這樣的答覆：

「小時候不喜歡吃蔬菜，但父母會要求我吃，不吃的話就會被罵。於是我不情不願地吃了，結果不知道從什麼時候開始便慢慢喜歡上蔬菜的味道。」

很少有孩子一開始就喜歡蔬菜的苦味，聽說是因為孩子對苦味比較敏感，所以本能地討厭這種味道。當父母教育孩子要好好地吃蔬菜，即使不喜歡也要吃下肚，孩

■檸檬酸循環

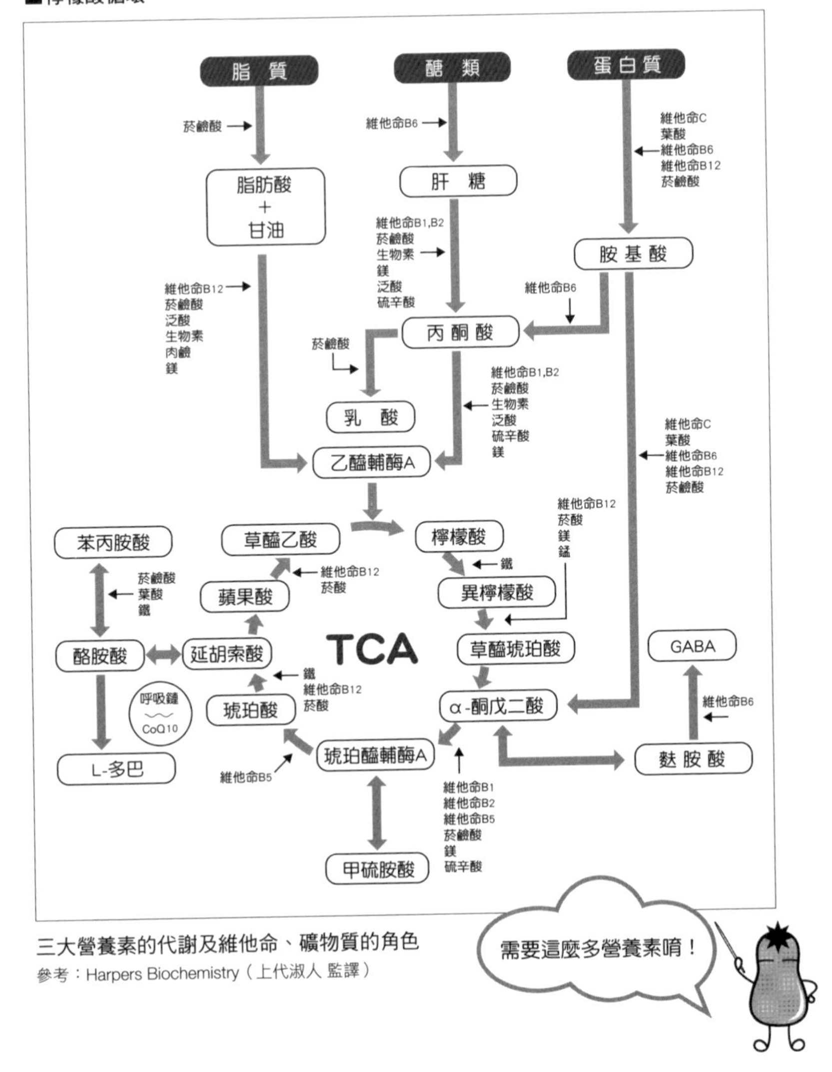

三大營養素的代謝及維他命、礦物質的角色
參考：Harpers Biochemistry（上代淑人 監譯）

子便會慢慢地習慣這種味道，克服不喜歡的感覺，進而感受到蔬菜的美味。若能充分攝取蔬菜，調整營養均衡，便能打造出強健的身體與頭腦，甚至對人格帶來良好的影響。

如果小時候的成長過程裡就不吃蔬菜，成年之後依然討厭蔬菜，在營養偏差的狀態下，不但身體會出問題，就連頭腦和人格也會受到不良影響。

有小孩的人，為了孩子的未來，請一定要積極地要求孩子吃掉蔬菜。至於現在討厭蔬菜的你，為了使自己成為一個身心健全、各方面都出色的人，就從習慣吃蔬菜開始吧！

腸胃與大腦之間令人意外的關係
何謂「腸腦相連」？

西元2000年之後，「腸腦相連」一詞便在大眾之間普及。所謂的腸腦相連，意思是腸胃和大腦的狀態彼此會互相影響，擁有密切的關連。事實上，大腦和腸道透過迷走神經連接在一起，研究結果顯示，大腦一旦受到壓力便會使人產生腹痛感，反之亦然，當腸內環境惡化時，腦袋的情況也會跟著惡化，產生精神症狀。

食物在腸內被分解、吸收、合成，然後再運送至全身。身體必要的營養也在腸道中形成。最近甚至還發現，神經細胞中的神經元、掌控人類行動和情感的多數神經傳導物質，都在腸內產生。萬一腸內環境惡化，這些物質的機能也會跟著衰弱，不但使人無法順利吸收營養，大腦的運作也會變差，甚至難以控制自己的情緒。

罹患中風的患者中，很多人都苦於嚴重的便秘問題。這是因為大腦和腸道之間彼此牽動，大腦的運作不良，指令便無法順利地送至腸道裡，導致腸胃跟著出問題。同樣的，精神病患者也有非常多人為便秘所苦。

近來，人們也開始明白憂鬱症與膳食纖維的攝取量有關。膳食纖維能幫助營養吸收，改善腸內環境。隨著膳食纖維的攝取量減少，憂鬱症患者的人數便不斷增加。精神科也有一些醫師在治療時注意到腸腦相連的事實，他們不光是開立藥方，還讓患者試著改善飲食，調整腸內環境，進而改善精神症狀。實際上，許多患者都因為這個方法而減輕了症狀。偏食的人大多討厭吃蔬菜，但為了攝取到足夠的膳食纖維，請一定要克服不愛吃蔬菜的習慣。

■膳食纖維與憂鬱症的相關圖

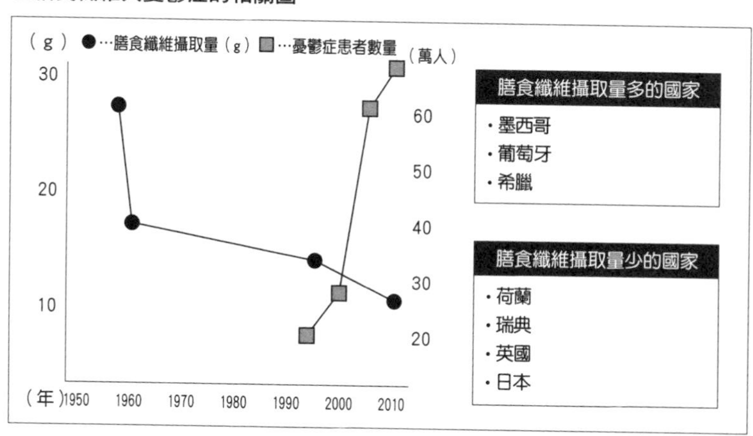

出處：《腸內革命　腸是第二個大腦》（藤田紘一郎著，海龍社出版）

水果可以消除壓力，有益大腦健康！

維他命和礦物質一樣，是合成蛋白質不可或缺的營養素，水果中的含量比蔬菜要多。維他命共有13種，各有各的作用，全都是維持身體運作的必要成分，而且很多都無法在體內自行合成，只能從食物當中攝取。

在日本江戶時代造成大量死亡的「腳氣病」，便是缺乏維他命B1的結果；而長途航行時最令人害怕的「壞血病」，則是缺乏維他命C的緣故。維他命不足的嚴重程度足以直接致人於死。

水果中的維他命、酵素、多酚等成分也具備了「抗氧化能力」，能防止身體老化。維他命C和植物特有的酵素等成分，是人體無法自行產生的營養素，必須藉由飲食補充。

尤其是我們的大腦和腎上腺等器官，經常會使用水果中豐富的維他命C，之所以需要那麼多維他命C，是為了對付不利於身體的活性氧。

「活性氧」具有很強的氧化能力，它會使蛋白質變質，促使身體老化。水果中的維他命C、酵素和多酚等抗氧化物質，能夠預防活性氧所造成的細胞氧化，這種力量稱為「抗氧化能力」。

大腦也是由蛋白質構成，因此具備高抗氧化能力的維他命C自然可以預防大腦因為活性氧所帶來的氧化。

另一方面，腎上腺又被認為是人類承受壓力的器官。當我們感受到壓力時，腎上腺就會分泌腎上腺素、皮質醇等激素來對抗壓力，控制精神狀態。一旦腎上腺沒有好好發揮功能，我們就不能完整抵抗壓力，容易有情緒不安的反應。事實上，罹患精神疾病的患者大多腎上腺狀況不佳，關於腎上腺與精神疾病的研究也不斷進行著。維他命C的重要功能便是驅動腎上腺運作，治療腎上腺時，醫師通常會開立含有維他命C的處方，或者透過點滴補充。

對大腦和心理健康而言不可或缺的維他命C，無法在體內自行製造，我們應該積極地從外頭攝取。

此外，水果也具有調整體內PH值的功能。PH值表示酸鹼平衡的數值。人體在弱鹼的狀態下比較健康，一旦PH值紊亂，合成營養的化學反應就會變得遲鈍，有可能妨礙身體和大腦的建構，或者造成體內的礦物質流失，使人容易疲倦、貧血，甚至引起睡眠障礙、焦慮等各種身心症狀。一般認為，PH值紊亂會導致細胞的氧化、老化。

體內的PH值只要有0．05的差距，就會使合成營養的化學反應變得遲鈍。由於我們可以透過均衡攝取酸性和鹼性的食物來調整體內的PH值，所以每樣東西都吃是很重要的事。

酸性食物多為魚、肉、蛋等動物性產品，而水果、蔬菜、海藻等植物性食物則多屬於鹼性。現代人容易在飲食中攝取到大量的酸性食物，因此多吃蔬果將PH值調回正常值，有助於抵抗衰老。

水果當中含有一種名為「果糖」的醣類，近來有愈來愈多人因為擔心自己染上生活習慣病、肥胖以及身體老化，而不吃水果。日本人在這幾年攝取的水果數量不斷減少，根據統計，一天吃不到一次的日數持續增加。即使如此，得到生活習慣病的人卻依舊不減，我想這表示原因不是出在水果上，富含果糖的果汁和糕點才是問題所在。果汁和糕點並不像水果一樣擁有抗氧化的成分，所以吃多了等於過度攝取果糖。

水果除了含有維他命C以外，還能讓人同時攝取到抗氧化的各種營養素，進而調整身體的PH值，不光可以保護我們的身體，也防止我們的大腦老化。

不要吃精製過的食物當主食！

在現代社會中，生活習慣病的問題之所以那麼嚴重，精神病患者會不斷增加，甚至還有人得了從前沒聽過的怪病，我認為都是因為吃了精製食物的緣故。

造成生活習慣病、容易被視為壞成分的醣類，其實是用來驅動身體的能量來源，是非常重要的營養素。既然如此，為何醣類會被視為不好的成分？

我想，那是因為現代人的醣分攝取量超過了身體的需要。

當我們的身體和大腦要運作時，首先會將醣分轉換為能源使用。所以，原則上體內幾乎不會殘留任何醣分。事實上，二戰以前，一天當中所有食物來源幾乎就是米飯，碳水化合物的攝取量高達整體飲食的八成。醣分不光存在於甜食中，米飯、小麥等碳水化合物也含有豐富的醣分，因此若只吃米飯，當然就是全醣分的飲食了。

即便如此，但當時的人並不像現代一樣有那麼高比率的生活習慣病。當然，現代人的運動量遠比從前低，消耗的能量自然比以前少，就算食量相同，也會因為運動不足而使醣分多出來。不過，差別不光是運動量而已，我們吃的米的品質和從前也不一樣。

當時的主食並不是白米，而是糙米。白米是將糙米中的胚芽和米糠去除後所留下的白色胚乳。事實上，那些被去除掉的胚芽和米糠中含有豐富的維他命B群及膳食纖維。

讓我們回頭看看74頁那張代謝三大營養素的「檸檬酸循環圖」。身體分解醣分時，需要維他命B群的幫忙。換句話說，在大家仍吃糙米的二戰之前，吃飯時會連同分解醣分的維他命B群一起攝取，因此身體能順利地消化醣分。

現代人本來就已經運動量銳減了，還用白米來取代糙米，造成維他命B群的攝取量不足，醣分沒有被好好地分解掉，使身體陷入醣分過剩的狀態。

體內的醣分剩餘過多導致血糖急速上升，這是引發生活習慣病的一大原因。除了維他命B群以外，糙米中的膳食纖維和米糠油也具有抑制血糖急速上升的作用。比起蔬菜的膳食纖維，穀物中的膳食纖維更能緩和血糖上升的速度。而且，如果同時攝取膳食纖維與脂肪，也會使消化吸收的速度變慢。糙米這種食物，能夠透過維他命B群、膳食纖維、米糠油三管齊下，防止我們過度吸收醣分。

我特別重視米糠油中的「穀維素」成分，它和大腦內的中樞神經具有相似的構造，吃了之後能幫助修復中樞神經。一旦使大腦的機能活化，精神症狀自然會有所改善。中樞神經也是發出調節血糖指令的部位，所以若能攝取穀維素，我們的血糖值也比較容易獲得控制。進一步來說，甚至還有改善腸內環境的效果。根據琉球大學益崎裕章教授的研究，對罹患自閉症等精神疾病的患者或肥胖的老鼠投入穀維素之後，便成功改善了他們的症狀。

既然糙米中含有如此優異的成分，特意精製成白米實在太可惜了。我認為食物中自有神明。為了幫身體正確使用醣分，而特意在胚芽、米糠中放入維他命B群和膳食纖維、穀維素，這可不是人類辦得到的事，會這麼做的除了神明外不做他想。看看那些對食物口出惡言、挑剔食物的人得到了什麼樣的生命結局，我想那是因為他們對寄宿在食物中的神明出言不遜，才受到了懲罰。

穀維素是糙米才有的獨特成分，那是神明賜予以米飯為主食的日本人的恩澤。但是人們卻因為白色的部分比較美味，而剔除充滿營養的外側部分，這才造成體內的醣分過剩，增加生活習慣病的比例。食用神明賜予我們最自然無精製的糙米，對身體才是真正的好事。

其他主食的情況也相同。比起精製過的白色麵粉，全麥麵粉、小麥麩皮、小麥胚芽更加富含維他命和膳食纖維。我強烈建議大家多吃未精製的食物。

糙米比白米好，用全麥麵粉或小麥麩皮製作的褐色麵包比白麵包更營養。光是這樣選擇，很容易就能使自己調整到營養均衡的狀態喔！

讓好菌活起來！調整腸內環境使身心活力充沛

「讓好菌活起來！」——在美容界早已是耳熟能詳的一句話，這種思維是藉由飲食攝取好菌，進而調整腸內環境。前面為各位介紹過，為使腸道有良好的運作，攝取膳食纖維非常重要，但除此之外，增加腸道中的好菌也不可少。

人類的身體由60兆個細胞組成，而腸內菌竟然多達100兆個。我們便是和比身體細胞數量多更多的腸內菌共存著。

腸內菌的種類形形色色，可以區分為好菌、壞菌、中間菌三種。好菌可以幫助營養吸收，活化免疫功能，改善排便情形，目前已知還能產生部分維他命B群及短鏈脂肪酸等營養素。

另一方面，壞菌則會產生氨等有害物質，妨害腸道活動，令人生出疲勞感或倦怠感，而且還會使營養吸收變差，同時也是便秘、下痢的原因。中間菌則如字面所言，是會趨炎附勢的細菌。當好菌居於優勢時，中間菌對身體無害；但當腸內的壞菌比較多時，中間菌就會隨壞菌一起破壞腸道環境。即便我們攝取相同分量的營養，也會因為腸內環境的好壞而導致吸收程度的不同。

腸內的環境和體內的營養素一樣，藉由好菌、壞菌、中間菌三者的絕妙平衡來維持穩定。雖然我們不可能讓壞菌全部消失，但要使腸道正常運作，有必要增加好菌的數量。如果腸道健康，基於腸腦相連的原理，大腦也會活躍起來。儘管腸內環境會因為壓力改變，但主要還是受到食物左右。透過飲食增加的好菌會直接為我們帶來安穩的人生，這麼說也不為過！

好菌中的乳酸菌和比菲氏菌多存在於發酵食品中。在還沒有電，無法用冰箱冷藏保存的時代，日本人習慣吃大量的米糠醬菜、納豆、鹹魚等容易保存的發酵食品，但近來對發酵食品的攝取量卻減少了許多。

在日本人大量食用發酵食品的明治時代，有一個有趣的小故事。

明治初期，一位名叫貝爾茲的德國醫生來到了日本，當他知道有人力車來往於江戶和日光兩地時感到非常吃驚，於是詢問車夫的日常飲食，想知道他們是如何擁有這麼強悍的體力。車夫答以糙米及雜糧、魚乾、漬物為主食。

貝爾茲認為，如果車夫吃肉的話一定更有力氣，所以進行了一個實驗，讓車夫減少穀物的攝取量，改吃肉類。結果只進行了三天，車夫便叫苦連天。

「吃肉太累了，跑不動，讓我吃跟以前一樣的食物吧！」

於是貝爾茲如車夫所願，讓他改回從前的飲食方式，結果車夫恢復精力，又能再拉車繼續跑了。

之所以會這樣，恐怕是因為當時的日本人吃了大量的發酵食品，創造出非常優良的腸內環境，即使是少量的蛋白質，也能確實地運行全身。這樣的人反倒可能因為不習慣肉食，而無法順利地消化、吸收肉類的養分；又或者因為對發酵食品和穀物的食用量驟減，導致對好菌和米糠油（穀維素）的攝取也跟著減少了。當他們改以肉類為主食時，因為腸內環境發生改變，所以無法順利消化營養並加以吸收，最後導致營養不良的後果。

現代人習慣吃肉，因此不會有無法吸收肉類營養的問題，但我們依然可以從這個故事中了解到腸內環境對身體的影響力。

能夠調整腸內環境的好菌，多存在於納豆、米糠醬菜、泡菜、味噌、發酵乳、起司、紅麴等發酵食品中，除此之外，像秋葵、埃及國王菜等吃起來黏稠的蔬菜，也含有豐富的好菌。

其實，我們的腸道會對菌叢產生慣性。比方說，每天持續喝優酪乳，一開始雖然排便順暢，但慢慢地便感覺不到效果，這是腸道習慣同一種菌叢後所發生的現象。使腸道保持健康的訣竅，就是想辦法攝取各式各樣的菌叢，讓腸道沒有機會產生慣性。所以我們不要光吃一種食物，無論是納豆、優酪乳還是泡菜……各式各樣的發酵食品都要攝取。

此外，大豆和牛蒡裡的「寡糖」是好菌的食物，能夠促進好菌的活化。膳食纖維則有助於排出腸內的有害物質，減少壞菌，創造出利於好菌增長的環境。除了食用好菌食物之外，記得還要攝取寡糖和膳食纖維，才能整體調整腸內環境。如果能這麼做，從腸腦相連的觀點來看，不光有利於腸道健康，更能改善大腦的狀態。

可怕的不只偏食！運動不足會破壞我們的大腦

人類為什麼能從猴子進化為人？

據說很重要的一個原因是食物的改變。動物只吃特定的食物，但是有一部分猴子從樹上下到地面生活，開始吃果實以外的其他各種食物，這些猴子形成了集團，逐漸進化為猿人。

他們不分動、植物都吃，包含魚、肉、樹葉、果實等等，種類多元。結果身體吸收了大量的營養後，腦容量逐漸擴大，變得愈來愈發達。

然而，攝取各式各樣的營養並非猴子進化的唯一理由。

動物性脂肪會使人體分泌多巴胺這種荷爾蒙，適度的多巴胺有助於大腦活化，但如果過量，反而會破壞大腦的機能。要想適度分泌多巴胺，就必須藉由運動來消耗我們攝取進來的動物性脂肪。

我們的猿人祖先在山林裡奔跑狩獵，以此消耗動物性脂肪，適度地控制多巴胺的分泌量，使大腦得以活化，進一步達成了進化。換句話說，人類的進化不僅僅要吃多樣化的食物，還要有大量的運動。

在機械化的現代社會裡，我們步行的頻率、強度都大幅下滑，因而導致慢性運動不足，所消耗掉的熱量遠遠低於吃進去的食量。因為運動不足而減少熱量的消耗，致使細胞無法完全重生，在體內剩下過多營養。這些消耗不完而多出來的營養，會為身體帶來各式各樣的傷害，引發疾病。

糖尿病這種代表性的現代疾病，其病因就是過度攝取原本該消耗掉的醣分，或者因為運動不足而消耗不完醣分所造成的。阿茲海默症又稱為第三型糖尿病，被認為是體內多餘的醣分對大腦帶來不良影響所產生的結果。

醣分，是身體優先消耗的營養素，體內原本不會有一絲殘留，然而現代人卻因運動不足或維他命B群不足而剩餘過多，影響細胞的再生，引發生活習慣病或癌症等種種疾病。

Column_03

若想擁有一個健康快樂的人生，就必須攝取所有的營養，不要偏食，並透過運動確實消耗熱量，使老舊細胞順利再生成新的細胞。

我們的身體時時刻刻在變化，平時最好能將飲食和運動一併考慮。

第4章

現在開始還來得及！建議主動補充保健品

改善飲食無法彌補營養不足？

從前面的章節中，我們可以了解攝取營養均衡的飲食，對於建構強壯的身體和健全的心理有多麼重要。

身心健康的人想要繼續保持健康狀態，只要透過飲食就能補充必要的營養。但遺憾的是，如果是長期營養不良、細胞狀態不佳的人，光憑飲食所能攝取到的營養量，是來不及恢復健康的。就連充分考量營養均衡而設計的醫院餐，也是費盡心思才達到厚生勞動省所制定的營養標準。長年的營養過剩或營養不良，任病人多麼努力也很難單憑飲食就調整回來。

有些婦女由於生產時大量出血，隨後幾年都為貧血所苦，無論她們的飲食方式多麼正確，都無法改善貧血的症狀。因此，醫生會開立鐵劑進行治療，補充她們一直以來不足的養分。

至於高齡的住院患者，很多人並非單純的偏食問題，而是受限於身體狀況才吃不下足夠的食物。血液檢查中有一項「白蛋白」（albumin），可以顯示患者的營養狀態。白蛋白的數值低於3.5表示營養偏低，會被診斷為營養失調，在高齡患者中，低於3.5的人非常多。他們就算治好了不舒服的症狀，而且餐餐營養均衡，白蛋白的數值也不會改善。因為營養不足的問題無法僅憑一般的飲食來彌補。

因此，在飲食之外，我們還會給予蛋白質飲品來為患者補充蛋白質，或者藉由點滴來補充營養。當然，只攝取蛋白質是無法形成細胞的，患者還要攝取用來分解、合成營養時所需的維他命和礦物質的補充劑，整體改善營養狀態。

透過飲食和保健品來治療性格上的問題

如同前面所舉的例子，偏食的人長年飲食所造成的營養不足，同樣無法光憑飲食的改善就彌補回來。那些容易產生焦慮、沮喪等情緒而對自己的性格感到苦惱的人，或者是罹患精神疾病的患者，早已處於特定營養不足的狀態。由於營養不良，所以腦內不能正常分泌神經傳導物質，致使大腦運作不順暢。

當我對患者進行營養指導時，經常被問到「該吃什麼食物？」，這個問題出乎意料的難回答，雖說患者缺乏特定的營養素，但如果只吃含有這些營養素的食物，又會產生新的過與不及。均衡地攝取各種食物，並透過保健品來補充不足的營養素，這才是理想的做法。

首先，讓我們改掉偏食的習慣，每一種食物都吃！這是改善營養的基礎，也是大前提。

在這個基礎上，利用保健品來補充長年欠缺的營養會很有效果。保健品不但在生活中容易取得，還能精準地補充營養素。

除了改變飲食外，請多活用保健品來彌補長年不足的營養素，從根本上改善營養偏差吧！

必需份量的個別差異竟高達40倍！

醫院雖然會配合患者的身高、體重、年齡、病情而提供不同分量的餐點，但使用的食材基本上都相同。大家吃著一樣的飯菜，過著一樣的生活，然而血液檢查所顯示的營養狀態卻人人不同。即使吃完全部的餐點，有的人能夠維持體內的營養狀態，有的人卻營養不足。

維持健康所需要的營養量，每個人的個別差異非常大。性別、年齡、體格、生活習慣等各種要素錯綜複雜，互相牽纏，然後才能決定一個人所需要的營養量。據說維他命和礦物質的個別差距高達40倍（!?），而維他命B群的個別差異則上到1000倍之多（!?）！

此外，還有一種說法是「常動腦的人容易得精神病（?）」，因為大量使用頭腦，所以大腦需要的營養量比一般人多，和大家食量相同的話，營養不夠送給大腦，這才引發精神疾病。

總括來說雖然都稱為營養量，但每個人需要的類型還是有所差別。合成腦細胞需要維他命、礦物質，所以大量用腦的人必須多攝取這些營養素。反之，運動量大的人則要多攝取身體活動時所需的營養素。

就像這樣，要讓身體正常運作，每個人的必需營養量存在著很大的差距，沒有辦法制定出胺基酸〇g、維他命C〇g……這種明確的數值，雖然這令人難以忍受，但在這裡我還是要向各位介紹現代人特別容易缺乏的營養素是如何造成性格上的問題。

用蛋白質打造堅強的心志

腦中的神經傳導物質「多巴胺」會使人情緒高昂，提高我們對事物的熱情。而另一個神經傳導物質「血清素」則使人情緒平穩，擁有幸福感，與睡眠的關係密切。至於「GABA」則會給人帶來放鬆的效果，抑制興奮情緒，幫助我們對抗壓力，並調整自律神經。如果大腦沒有正常分泌這些物質，我們就會變得容易沮喪，或者一下子感到焦慮不安，難以控制自己的情緒，甚至還會影響到人格。

如果大腦確實地合成神經傳導物質，我們就會感到充滿幹勁，精神狀況也很穩定，擁有堅強的心志，不會因為一點小事就意志消沉。

神經傳導物質的主要原料便是蛋白質。首先，請大家在飲食上均衡搭配魚、肉等動物性蛋白質及大豆製品等植物性蛋白質，為了能有效合成蛋白質，還要攝取維他命和礦物質哦！

一攝取蛋白質就覺得腹脹、大軟便的人，表示吸收不良。吃東西時要細細咀嚼才好吸收，所以請先要求自己確實咀嚼之後再吞下肚，最少要咀嚼30次。蛋白質的攝取量也不要一口氣增加太多，少量增加讓身體慢慢習慣。此外，醋可以幫助身體消化吸收蛋白質，因此蛋白質和醋一起吃也有效果。將鳳梨這類含有消化酵素的水果和幫助消化吸收的優酪乳組合再一起也很不錯。

如果試過這些方法後身心依然不見改善，請配合營養均衡的飲食再另外服用保健品。商品上寫有「胺基酸分數１００」的蛋白質補充劑裡，胺基酸的比例相當均衡，推薦大家服用。

現代人嚴重缺乏礦物質

礦物質關係到人體的代謝、調節、成長以及維持身體機能，是相當重要的營養素，人體無法自行合成，必須從食物當中攝取。礦物質共有16種，每種都無法單獨運作，像是鈣與鎂、鋅與銅等彼此互相發揮作用。

蔬菜、香菇、海藻中含有豐富的礦物質，但和從前比起來，近年來的蔬菜、香菇、海藻的礦物質含量愈來愈少了。日本文部科學省也在2015年修改了「日本食品標準成分表」，其中蔬菜的礦物質含量比修改前大幅下降。

理由是現代人種植蔬菜時用化學肥料來取代從前的堆肥，蔬菜沒有經過食物鏈的過程。過去種菜用的堆肥來自家畜的糞便，礦物質含量豐富，蔬菜充分吸收了堆肥中的養分，自然也富含礦物質。現代的化學肥料不像堆肥一樣充滿礦物質，所以用化學肥料培養的蔬菜其營養價值自然下降。而在追求美味的過程中，化學肥料本身也改變了過去的成分，造成營養價值每況愈下。

無論飲食多麼營養均衡，但由於食物中的礦物質含量減少，因此依照過去的飲食方式必然陷入礦物質不足的窘境。

在看過大量患者的血液檢查報告和症狀後，根據我的臨床經驗，最容易缺乏的礦物質是鐵、鎂、鋅。其中鐵特別容易缺乏，抽血檢查時也很容易漏看。鐵質非常容易和蛋白質結合，平時總是一起運作，除了形成肌肉、皮膚、骨骼等身體組織以外，若沒有鐵質，也無法合成多巴胺、血清素等神經傳導物質。鐵是礦物質中需要量最多的營養素。

■食品中含有的營養

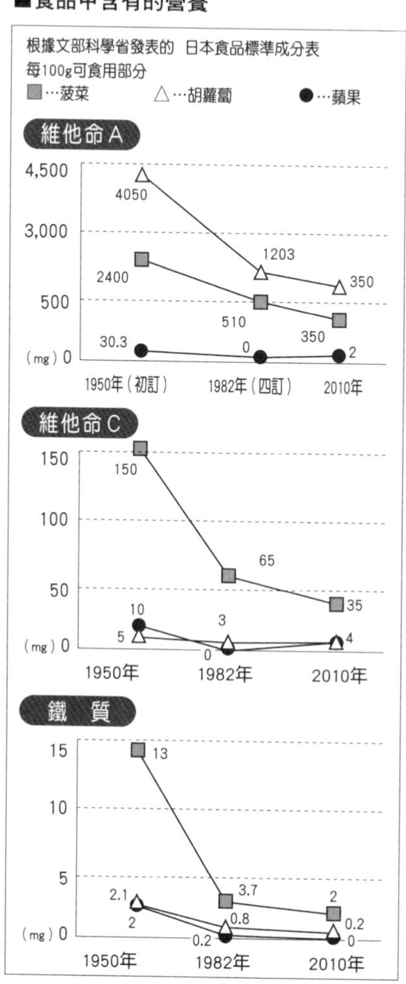

每一份菠菜、胡蘿蔔、蘋果中的營養量變化

話雖如此，但如果因為鐵質不足就把飲食全改成高鐵食物，這麼做也會出問題。只吃特定食物的話，下次就換其他營養素缺乏，這樣反倒更容易破壞平衡。我們提過很多次，營養並非單獨運作，要擁有健全的頭腦和心理，不光是鐵，其他礦物質也必須攝取。

同樣容易缺乏的鎂，屬於「輔酶」的一種，能幫助350種以上的酵素運作，是與身體代謝關係最密切的礦物質。要產生大腦的能量，鎂也是礦物質中需要量最多的營養素。鎂大量存在於海藻中，然而日本人對海藻的攝取量年年降低，而且海藻本身的鎂含量也不斷在減少，因此也是人體容易缺乏的營養素。

鋅僅次於鎂，是產生大腦能量的必需礦物質，也是250種酵素的輔酶。大腦中的海馬迴以及中樞神經系統均含有豐富的鋅，可以調整GABA和多巴胺的分泌。

牡蠣中的鋅含量很高，但我們不可能拼命吃牡蠣，而少量攝取又達不到足以改善症狀的程度。

一旦壓力變大，我們對礦物質和維他命的消耗量會更多。生存在壓力社會中的現代人，必需相當自覺地去攝取礦物質。

我自己會吃鐵和鋅的保健品，也會把鎂含量豐富的「鹽滷」加在味噌湯或飲料裡喝。平常我會注意要均衡攝取礦物質。

攝取礦物質時，要特別留意平衡問題。因為礦物質中有化學性質相似的「同族元素」，體內較多的元素會把較少的元素排擠出去。舉例來說，鈣和鎂是同族元素，如果我們只攝取有益骨骼健康的鈣質而不攝取鎂，鈣就會把鎂擠出體外。建議大家在攝取礦物質的補充劑時，先諮詢專家的意見。

腸胃不好的人請注意鐵劑的補充。因為鐵質也是壞菌的養分，所以只要腸

■30~49歲女性中營養攝取量充足率的比重

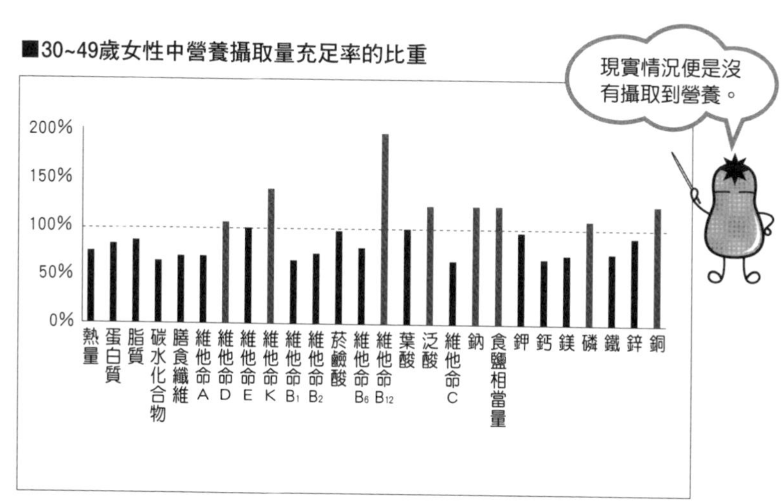

資料：2015年飲食攝取基準　2018年國民健康・營養調查

道裡有幽門螺旋桿菌、白色念珠菌等壞菌，就會吸收鐵質而增生，腸內環境可能因此而進一步惡化。透過飲食來攝取鐵質不會造成不良影響，但腸胃不佳的人如果要服用鐵劑，還是先多吃點好菌調整腸胃狀態再說吧！

情緒起伏劇烈的人是因為攝取了太多醣類？

剛才心情明明很好卻突然間暴怒、情緒變化劇烈難以相處、容易心浮氣躁、情緒極度低落……這些人可能有「血糖震盪」（Blood Glucose Spikes）的問題。女性尤其有這種傾向，我想這是因為女性大多喜歡吃甜食的緣故。

情緒波動和血糖波動其實成正比。血糖高時讓人情緒激昂，血糖低時容易讓人感到沮喪。

平時的檢查數據一切正常，餐後血糖卻突然飆升，然後又突然下降，這種現象便稱為「血糖震盪」，在健康檢查裡被判斷為正常，所以不受到重視，這點正是可怕的地方。

血糖值表示血液中的葡萄糖濃度。吃了醣類以後，會在體內分解為葡萄糖，接著進入血液中，與血液一起被運送到大腦成為能量，所以我們才會感覺大腦活力充沛，變得更加靈活。此外，醣類還會促使腦部分泌神經傳導物質之一的血清素，為我們帶來情緒安定的效果。

然而，這些效果都是暫時的。

身體具有保持一定血糖值的機能，一旦血糖值上升，就會分泌一種名為胰島素的荷爾蒙，用以降低血糖值。如果我們吃了許多醣類，使血糖值急速上升，身體會慌忙分泌出大量的胰島素。萬一胰島素太多，就會引發睡意、倦怠，使人產生不安全感或恐懼感，情緒容易沮喪。

此外，胰島素分泌過多，也會造成血糖值大幅下滑，形成低血糖，為了提高血糖值，身體會再分泌腎上腺素。腎上腺素有提高集中力、增強行動力、產生幹勁的效果。另一方面卻讓人處於興奮狀態，容易做出問題行為，或因衝動而情緒急躁。由於腎上腺素和胰島素的功能相反，所以會使人出現情緒上的異常。換言之，血糖值上上下下地激烈變化，帶動情緒也跟著劇烈起伏，這就是血糖震盪和情緒起伏為什麼成正比的原理。

血糖之所以激烈地上下擺盪，是因為肚子裡的黏膜過於脆弱而使人吸收太多糖分，或者攝取過多醣類所導致。除了少吃糖果之外，請大家也要避開充滿精緻砂糖的果汁和營養飲料。

另外，膳食纖維具有和緩血糖值上升的效果，如果無論如何都忍耐不了，就先吃一些含有膳食纖維的食品，或者同時飲用能減緩血糖值上升速度的綠茶，把膳食纖維的保健品放進飲料中一起喝也是一招。

悶悶不樂＆焦慮不安的人的救世主——維他命B群

容易沮喪和容易生氣這兩種情緒乍看之下是不同的症狀，其根源在於GABA、血清素、多巴胺等神經傳導物質不能順利地合成及代謝，因此兩者的共通點都是無法好好地控制情緒。之所以會發生這種情況，營養的過與不及仍是原因之一。

GABA、多巴胺、血清素的合成，除了主原料胺基酸外，還需要維他命及礦物質的協助，有時候攝取維他命B群保健品會有效果。

維他命B群是B1、B2等12種維他命的總稱，如果缺乏維他命B群，就會引起腦部障礙或精神疾病。缺乏B1會罹患魏尼克腦病（Wernicke encephalopathy），缺乏菸鹼酸（B3）會導致不安擴大及幻覺症狀，缺乏B6會使人失眠及憂鬱症，缺乏B12除了憂鬱症、幻聽、幻覺外，還會招致思考力低落，這些都是代表性的症狀。尤其是魏尼克腦病，只要得過一次就不會痊癒，所以最重要的是防患於未然，注意控制飲酒量，也要避免果汁過量。

事實上，無論我們再怎麼留意飲食上的均衡，一天最多也只能攝取到1mg的維他命B群。對身心健康的人而言，這樣的量便足以維持健康，但如果已經出現了疾病或症狀，1mg的維他命B群並不敷使用。遺憾的是，在醫療和健檢的判讀上不會發現維他命B群不足的問題，我們很難有所自覺，因此如果覺得自己的情緒容易沮喪、暴躁，建議吃點營養品補充。

某些營養品會補充特定的維他命B，但我們體內的12種維他命是協同運作，比起個別攝取，我建議選擇包含所有維他命B在內的「維他命B群」營養品。

大量攝取醣類的人，尤其是平時會喝酒、喝果汁的人要特別注意，當發生血糖震盪時，身體會利用維他命B群來分解醣類，如果醣類攝取過量，維他命B群的份量便不足以用來合成神經傳導物質，而血糖值的上升也會影響情緒起伏，因此請記得控制好醣分，並多多攝取維他命B群。

不容易入睡的人很有可能是缺乏維他命B群。維他命B群不足導致體內的醣類無法完全被分解，使人的大腦處於高血糖狀態，因而睡不著覺。如果能在睡前吃點維他命B群，就能分解血糖，使血糖趨於穩定，人自然容易入睡。如果你想減少現在服用的安眠藥劑量，又想改善失眠的症狀，推薦你攝取維他命B群的營養補充劑。

過度依賴保健品可不行！最重要的還是均衡飲食

對於偏食或期待能改善人格的人來說，保健食品是他們堅實的夥伴。然而，事事依賴保健品而疏於飲食，這種情況非常危險。

想要用保健品來補足所有的營養素是不可能的。我們必須攝取種類龐大的養分，如果打亂了飲食生活，那麼保健品就無法發揮效果。我們的飲食中有許多光靠保健品無法填補的營養素。

舉例來說，要分解酒精，需要維他命B1、B6、B12、菸鹼酸、葉酸、鋅，喝的酒量愈多，就會不斷消耗掉維他命B群，無論攝取多少保健品都無法彌補體內的不足。

除了用來建構身體的五大營養素以外，自然界的食物中還有能抗氧化的多酚和酵素等屬於食物特有的營養素。世界上仍存在著保健品中所沒有的各種養分，食物當中應該也有很多現代科學尚未解明的營養素。

目前相當受到重視的膳食纖維，在不久以前還被認為是身體無法吸收的垃圾，但現在已經被稱為第六營養素，不光能調整腸內環境，還能提高大腦機能，成了人類不可或缺的營養素。人們也是在最近才開始談論多酚和酵素的重要性。如果我們太依賴保健品，那麼很有可能在我們還未知的情況下，缺乏那些未來才會在食物中發現的營養素。

我們從大自然中獲得各式各樣的營養素來建構身體與心靈，保健品終究只能停留在輔助的角色，希望大家都不要偏食，均衡地攝取各種食物。

Column_04

飲食改變招致的悲劇——用營養來防治開學的自殺潮

2016年8月30日　朝日新聞　報紙頭條

「暑假開學　注意SOS警訊　～中學生自殺人數連續4年增加～」

每年暑假開學時，學生自殺的話題必然備受矚目。這種悲哀的社會現象一般都以原因不明收場，但若從營養學的觀點出發，就能解開謎團。

平時作息正常，三餐營養經過精密計算的孩子們，一到了暑假，生活便有了巨大轉變。含有大量糖分的果汁和冰淇淋可以隨心所欲吃到飽，這樣的孩子人數突然增加很多，而且相較於從前，最近的孩子少了很多出外玩耍的機會，吃下肚的醣類無處消耗，導致血糖值升高。

人類的身體會將血糖值維持在一定的濃度，因此只要血糖值上升，就會分泌胰島素來降低血糖值。當人們吃了許多甜食後，身體分泌出大量的胰島素來降低血糖值，結果導致血糖值過度下降，引發低血糖。

一旦發生低血糖，就會有異常嗜睡、渾身無力、倦怠感、專注力低落、不安感等症狀，在這種精神狀態下早起回學校上課，當然不能夠適應。

況且，分解醣類所需要的維他命B群，也是合成神經傳導物質的重要營養素，缺乏12種維他命B的任何一種都會出現精神症狀。吃了過多甜食而消耗大量的維他命B群，導致維他命B群不足，便無法順利合成神經傳導物質，可能容易引起異常行動或者精神障礙。

事實上，因為自殺未遂或異常行動而被救護車送來的患者中，有些案例一看便知是由低血糖引起，低血糖一發作，患者就想採取極端的行動。

我聽擔任學童保健老師的朋友說過，暑假時不運動，老是待在家裡喝果汁打電動的孩子，開學後很多人早上都起不來，還會因為這樣造成精神上的折磨，最後不來學校上課。利用營養療法治療過許多孩子的醫師說，不上學的孩子中有低血糖的人佔壓倒性多數。

只要多注意暑假的飲食，孩子自殺的問題一定多數都能預防。目前醫療第一線仍然忽視營養與心理的關聯，我希望這兩者間的因果關係能早日深入到大家的觀念裡。

第5章

這麼做就完美了！
預防偏食的聰明吃法

不要太勉強自己！以一天為單位來思考三餐就行了

在忙碌的日子裡，就算想要三餐吃得營養均衡，但每一餐都準備好各種食材實在很辛苦，大家也很期待去吃吃外食吧！

要靠飲食獲得幸福，不長期堅持的話就沒有意義了。不管制定了多麼完美的食譜，如果只有三分鐘熱度，或是因為準備食物而給自己帶來很大的壓力，那便本末倒置了。

因此我提出的方法是利用一整天的飲食來調整營養均衡。包含點心時間在內，只要整體上能吃到營養均衡的食物就好，如此一來就能輕鬆地持續下去。

「因為晚上會去餐廳吃到很多肉類，所以白天先多吃一點蔬菜。」、「今天還沒有吃到發酵食品，點心時間就喝優酪乳吧！」……諸如此類。只要先記住獲取營養的方法，就能花少少的心思輕鬆攝取到完整的營養。

本章會教各位如何具體靠著飲食巧妙攝取到各種食材的訣竅。最後我還準備了用來檢視自己是否飲食均衡的清單，一定有助於各位調整自己每天的飲食。

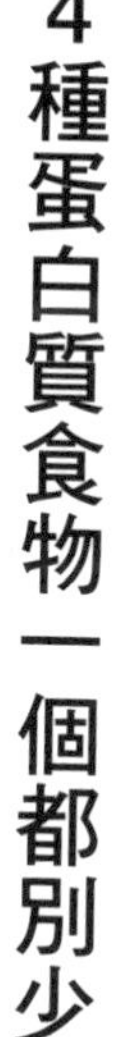

4種蛋白質食物一個都別少

蛋白質含量豐富的食物包括了魚、肉、大豆、蛋這四種。構成每一種蛋白質的胺基酸種類都不一樣，如果長期只吃一種，就會使特定的胺基酸含量不足，導致體內合成蛋白質的效率不彰。所以，我們的目標就是每一天都要吃到魚、肉、大豆、蛋等所有的蛋白質。

如果早餐吃了納豆，中午就吃魚，晚餐吃肉……，像這樣讓自己盡可能吃到不同種類的食物，不要都吃同一種，其中的訣竅就是照順序吃。如果一天吃不完，就挪到隔天吃，這麼做便能防止營養不良。我開冰箱時都會去找最近沒有吃的食物。

要維持人類的身體，蛋白質是必須營養素。每1kg的體重就要攝取1～1.5g左右的蛋白質，以體重60kg的人為例，會需要60～90g的蛋白質。每一餐以一手掌份量的蛋白質為標準。除了主菜之外，即使小盤也無所謂，最好還要有一份蛋白質料理。不過，蛋白質一加熱，營養價值就會往下掉，所以熟的魚、肉大約只剩生食的一半營養價值。

由於有食物中毒的危險，所以肉類必須加熱後再食用，不過像牛排的話，半熟會比全熟更有營養，至於魚類方面，生魚片可說是最不減損營養價值的理想吃法。

魚和肉除了有蛋白質以外，還含有其他營養成分，其中的脂溶性營養素和油一起加熱過後更容易被人體吸收。所以不要太執著於生食，烤魚、煮魚都好，每天變換煮法才能均衡攝取到各種養分。愉快地享受食物最重要，希望大家能變換料理方式，吃到各種好吃的菜餚。

另外，無論是魚類還是肉類，營養素也會因種類而異。不要因為自己喜歡牛肉就拼命吃，有時也要吃點豬肉和雞肉，至於魚類也有青背魚、白肉魚之分，建議大家都要吃。

雞蛋的話，有趣的是半熟蛋最容易被消化吸收。因為生雞蛋裡含有阻礙蛋白質吸收的酵素，加熱會降低酵素的作用，使原本只有60％左右的吸收率提高到95％。反過來說，如果加熱過頭，使雞蛋完全凝固，又會降低吸收率，消化吸收時就會多花點時間。半熟蛋確實是最理想的吃法。

大豆是唯一的植物性蛋白質來源，請大家也不要忘記它。動物性和植物性這兩種蛋白質都攝取，才能調整營養均衡，使身心獲得健康。植物性蛋白質和動物性蛋白質一起攝取可以提高吸收率，建議大家一起吃。

蛋白質不但有助於建構身體，同時也是大腦和神經傳導物質的材料，是每天都要大量攝取的營養素。如果把吸收率納入考量，多下功夫研究吃法，就能更有效地攝取到營養。

蔬菜要考量硬度及顏色

蔬菜裡含量較高的營養素是礦物質。如同我們在第4章所述，最近蔬菜裡的礦物質含量比從前少了將近一半，所以得比從前吃得更多才能攝取到足夠的分量。

我們吃進去的蔬菜以兩隻手掌捧起來的生菜量為標準，加熱之後分量會縮小，所以加熱過的蔬菜大約是一隻手掌的分量。這只是一餐的分量，若放到一天計算的話分量不少。一天當中要吃到這樣的分量相當不容易，所以才會讓人不自覺地想要喝蔬果汁來補充。蔬果汁是經過萃取的飲料，會以味道為優先考量，還添加了蔬菜以外的成分，所以即便喝了蔬果汁，仍舊達不到理想的攝取量。我還是希望大家好好地吃蔬菜，而不是喝蔬果汁。

要辨識礦物質含量高的蔬菜，就要注意蔬菜的「硬度」。我也為高齡者設計過全用軟爛食材的菜單，這種餐點達不到礦物質的目標含量，像根莖類等較硬的蔬菜中才有大量的礦物質。

在醫療現場，我們會為老人家或食量較小的人開立維他命和礦物質的營養補充劑。吃了大量蛋白質後營養狀態仍舊沒有什麼改善的患者，只要開始喝維他命和礦物質的補充劑，營養狀態便會立刻改善。礦物質的力量就是這麼強大！

蔬菜和水果中除了有礦物質以外，還有一種名為「植化素」（phytochemical）的營養成分，例如茄紅素、β胡蘿蔔素、多酚等，是植物自己分泌出來的自我保護成分的總稱，目前仍有許多尚未解明的地方，但已知其抗氧化、解毒、提高免疫力的表現優異，近來深受大眾關注。（所謂的抗氧化，是指防止細胞氧化後出現老化、癌化的現象。）

植化素無法在人體內合成，只有植物才有這種營養素，而且大多是每一種植物特有的成分。例如茄紅素只存在於番茄中，茄黃酮苷（nasunin）只存在於茄子裡（笑）。唯有不偏食，每一種蔬菜都吃，身體才能獲得各種植化素。

由於蔬菜的細胞被堅硬的細胞壁保護住，所以吃生菜吸收不到植化素。好好地咀嚼或磨碎、加熱，讓蔬菜軟化，破壞蔬菜的細胞後再吃，這才是有效攝取植化素的訣竅。

植化素依成分不同而有性質上的差異，例如耐熱與否、脂溶性或水溶性等等，所以我建議的吃法也會因食物而異。比方說，高麗菜中的異硫氰酸酯（isothiocyanate）對熱的耐受度低，生吃最適宜，而且還可以攝取到同樣不耐熱的維他命C。南瓜和胡蘿蔔中的脂溶性成分，和油一起料理會更好吸收，建議炒過或炸過。而茄子和番茄則在果皮和種子中含有許多植化素，因此要整顆吃。

還有一種類型是會隨著時間推移而增加分量的。例如香蕉要等出了黑斑（sugar spot），多酚的含量才高，有助於預防生活習慣病和老化。

〈巧妙攝取植化素的建議食用方式〉

- 果皮和種子一起吃（茄子、番茄、小黃瓜等）。
- 將含β胡蘿蔔素的蔬菜和油一起炒熟（南瓜、胡蘿蔔）。
- 燉煮蔬菜時加上鍋蓋，以免具揮發性的植化素和水蒸氣一起散失。
- 把食材中溶出的植化素煮到湯裡一起喝。
- 把山葵、白蘿蔔等辛味食材磨碎。
- 積極攝取營養豐富的「當季」蔬菜。

食物中含有各式各樣的成分，為了提高每一種成分的吸收率，食用方式會有所不同。大家不要執著於提高植化素的吸收率這一點，組合各種不同的食物，變換不一樣的料理方式，愉快地享用，便能吸收到均衡的營養，使營養在體內發揮出加成的效果。如果把蔬菜所擁有的營養成分做個簡單的分類，可以依蔬菜的顏色分成6大類。記得每一種顏色都要攝取，才能有效攝入蔬菜的力量！

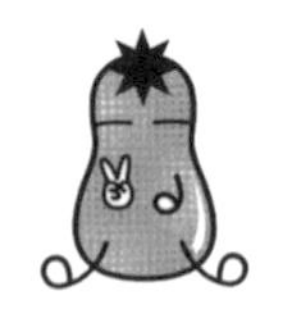

■六色蔬菜的效果

顏色	蔬菜	效果
紅色	番茄、紅椒等等	強大的抗老夥伴！擁有強大的抗氧化能力，能中和造成老化的活性氧。
綠色	菠菜、青椒、青花菜等等	以抗氧化作用優異的「葉綠素」為中心，含有種類豐富的植化素，效果可期。綠色植物是植化素的寶庫！
白色	洋蔥、高麗菜等等	洋蔥的獨特香氣和苦味具有解毒功效，據說也有去除致癌物質的效果。
黃色	胡蘿蔔、玉米、大豆等等	β-胡蘿蔔素和葉黃素的含量豐富，能提高免疫力。扮演著保護眼睛黏膜的角色。
紫色	茄子、紅豆等等	花青素等紫色色素對於暢通血管具有卓越的效果，能防止身體氧化或動脈硬化，也有抗老效果。
黑色	牛蒡、黑芝麻等等	據說有抑制癌症的效果。有很強的抗氧化作用，也能預防生活習慣病和老化。

「當季」水果擁有豐富的營養

水果讓我們能夠確實吸收維他命，產生抗氧化作用，幫助身體維持正常的PH值，是保持青春不可欠缺的食物。近年日本人的水果攝取量持續減少，根據統計，愈來愈多人一天甚至吃不到一次。水果中的植化素、膳食纖維、維他命、礦物質的含量相當高，每天應該要吃一份。

隨著栽培技術的發達，一整年裡在市場上販售的水果也多了起來，但若要考量營養價值，當季水果會是最棒的選擇。我們知道，水果的營養價值隨著季節更迭而變化，在當時氣候下成熟的當季水果，和在其他季節收穫後保存的水果比起來，擁有更高的營養價值。當季相比非當季的水果，其營養價值事實上可以差到兩倍之多，而且當季水果不但味道好，價格也便宜，真正是一石三鳥！讓我們聰明攝取當季水果吧！

當季水果一天的攝取量以捧滿一隻手掌為標準。蘋果大約1/2～1顆，橘子1～2顆為宜。由於水果中含有果糖，因此大家對水果多敬而遠之，但吃水果和喝果汁所攝取到的果糖含量並不一樣，所以不必擔心，況且水果還有抗氧化作用，請大家務必要

■水果的產季

季	月	水果
冬	1月	溫州蜜柑、伊予柑、椪柑
	2月	草莓、奇異果、伊予柑、凸頂柑、八朔柑、臍橙
春	3月	草莓、奇異果、伊予柑、凸頂柑、八朔柑、甘夏橙
	4月	草莓、枇杷、凸頂柑、八朔柑、甘夏橙、葡萄柚
	5月	枇杷、芒果、荔枝、甘夏橙、葡萄柚
夏	6月	櫻桃、枇杷、芒果、荔枝、杏桃、哈密瓜、夏密柑
	7月	櫻桃、杏桃、荔枝、桃子、哈密瓜、西瓜、芒果、藍莓
	8月	西瓜、無花果、桃子、芒果、黑棗、葡萄（巨峰、麝香葡萄）、梨
秋	9月	葡萄、蘋果、梨、黑棗、無花果
	10月	梨、葡萄、柿子、蘋果、法蘭西梨
	11月	柿子、法蘭西梨、柚子、蘋果、溫州蜜柑
冬	12月	法蘭西梨、柚子、溫州蜜柑、伊予柑

攝取。水果之中的果糖不易使血糖升高，但同時也有使血糖升高的糖分，所以為了避免血糖的急遽變化，建議飯後再食用。

吃水果還有一個好處，那就是可以攝取到足夠的「酵素」。

酵素是蛋白質的一種，能幫助消化吸收、新陳代謝、運動等等，身體存活所進行的所有機能幾乎都含括在內。我們的身體也具備了生成酵素的機能，不過一天能產出的量是固定的，光靠這樣很容易不足。從食物中攝取酵素可以彌補短缺，使身體機能更加活躍。

酵素不只存在於水果當中，也存在於蔬菜、發酵食品、魚、肉等食物裡。但是酵素不耐熱，超過40度就會失去活性，而且經過磨碎、切細之後效果也會變差，所以我們很難從烹煮過的料理中攝取到酵素。

可以生吃的水果，就是我們攝取酵素的寶貴食材。請大家盡量每天都吃一次水果吧！

膳食纖維最重要的是維持水溶性和不溶性間的平衡

膳食纖維不但能改善腸內環境，也為腦部的活化帶來很大的貢獻。膳食纖維分為水溶性和不溶性兩種，分別擁有不同的功能。

水溶性纖維如文字所示，是可以溶解在水裡的膳食纖維。溶解到水裡後便發揮功能，減緩腸胃消化吸收的速度，防止血糖急速上升，也避免吸收多餘的脂質。此外，水溶性纖維還有通暢血管的效果。

不溶性纖維的特點在於強大的解毒功效。它不溶於水，在腸道裡吸收水分後會膨脹起來，因而使體內的糞便量增加，進而刺激腸道，輕易地將腸內不要的物質或有害物質排出體外。由於不溶性纖維容易讓人產生飽脹感，所以也有減肥的效果。

水溶性膳食纖維大量存在於海藻類及水果中，如海帶芽、褐藻、和布蕪、番薯、秋葵等黏稠滑溜的食物中含量尤其豐富。不溶性膳食纖維大多存在於一般人認為有「纖維質」的食物中，例如蔬菜、菇類、豆類等，其中較具代表性的食物有牛蒡、糙米、豆渣、杏鮑菇。

膳食纖維的標準攝取量為一天總熱量的1%，若以2000大卡的熱量為例，理想上要食用20g的膳食纖維，但要透過正餐攝取到20g的纖維相當困難，所以記得至少要攝取到15g。我為了要防止血糖震盪，並攝取到20g的目標值，通常會搭配保健品服用。現代飲食愈來愈歐美化，相較從前只能攝取到一半的膳食纖維，因此應該要有意識地多加攝取。

主食留到最後再吃才是正解

主食裡的醣分在我們體內扮演著重要的角色，除了成為腦部的營養源之外，還是驅動身體的能量。

一旦血糖值急速上升，可能會使我們無法控制好自己的情緒，或者因為強烈的睡意導致工作或讀書的效率低落，甚至進一步使血管變得脆弱，增加腦中風等危及生命的風險。請務必要對血糖值急遽上升的情況提高警覺。

即便吃下同等份量的醣類，也能透過用餐方式來防止血糖值的急遽升高，關鍵在於把碳水化合物和甜食留到最後再吃。

大家常說要依「蔬菜↓蛋白質↓碳水化合物」的順序用餐。先吃蔬菜，可以藉由蔬菜裡的膳食纖維減緩血糖值的上升速度；而從蛋白質開始吃則能幫助營養吸收。如果先吃蛋白質，醣類和其他營養素便會一起被身體吸收，比起單獨食用碳水化合物更能抑制血糖上升。

再來，建議大家不要吃精製過的白米為主食。食用糙米或五穀米能夠同時攝取到膳食纖維和維他命，效果更棒。令人意外的是，紅豆也擁有豐富的膳食纖維，因此吃紅豆飯也不容易造成血糖升高。關鍵點就在於以「非白色的食物」作為主食。

發酵食品一天一次以上，腸胃更健康

對腸內環境至關緊要的好菌，喜歡秋葵、埃及國王菜等口感黏稠的蔬菜以及發酵食品中的成分。像優酪乳和納豆都是平價又容易取得的食材，希望大家在正餐之餘養成每天食用的習慣。

據說消化器官只要3天不使用就會衰敗。腸道中的細胞更替速度很快，如果不經常使用的話，便會使腸內環境大亂。讓我們多吃發酵食品來增加好菌，好好地調整腸內環境吧！

此外，腸道容易對同一種菌叢產生慣性，一旦偏食，便改善不了腸內環境。所以輪番吃些優酪乳、納豆、味噌、泡菜等各類發酵食品，攝取各式各樣的菌種也很重要。

除此之外，像是膳食纖維跟魚類所含的脂質，也有幫助好菌成長及活動的效果，因此也要積極食用喔！

連討厭的食物也吃得下去！聰明的偏食改善方法

儘管想要均衡飲食，但面對討厭的食物卻又提不起食慾。在偏食的患者面前端出他們討厭的東西時，總是會遭到他們斷然拒絕。

「我不可能吃那個！」

「吃了會死！」

對於這種人，有一個簡單的方法可以讓他們瞬間將討厭的食物吃得精光。

首先，請在腦海中回想一下自己討厭的食物，然後想一想討厭的理由。

大部分的人應該是因為不喜歡食物的味道、氣味、口感、外型的某一項，如果沒有不喜歡的部分，我想就會願意吃了。

事實上，對於那些在意食物的某一點而堅決不吃的患者，只要把他們討厭的食物和其他食材混在一起後再悄悄地放入餐點中，例如磨碎後混入漢堡排中，或是用調理機打碎做成濃湯，他們就會毫無所覺地全部吃光光。即使餐點裡有討厭的食物，如果看不到明顯的顏色或形狀，他們也就不在意了。目前還沒有哪個患者是用這招還不願意吃的。無論是大人還是小孩，都推薦利用這個方法來改善偏食。

改變調味也就是改變食物給人的刻板印象，使人能夠很容易一口氣吃下肚。平常日本人的餐桌上便羅列著日式、西式、中式等各色料理，即便外食也能吃到世界各國的菜餚，這在世界上非常罕見，其他國家的人一般都只吃自己國家的料理。與其他國家的人相比，日本人是一個願意接受他國料理的柔軟民族。

西式、中式料理與日式料理使用不同的調味料，因此能從中攝取到日式料理沒有的營養素。日本人的特質使我們有幸攝取到均衡的營養，如果能活用這種特質，積極變換烹煮方式或調味來改善偏食問題，進而攝取到各種營養，那就太好了！

有助於飲食管理的自我檢視清單

最後我準備了一份清單，用來檢視自己是否完整吃到一天所需營養素。把從早到晚吃過的東西做個標記，到了睡前，如果所有的項目都填到了，表示達成營養均衡的目標。請看著這份清單，提醒自己記得要吃還沒有填入標記的食物。習慣之後，如果再記錄自己吃下的分量，營養會更完整。請用玩遊戲的心態挑戰看看吧！

合計	種子類（芝麻・亞麻籽・堅果等）	乳製品	發酵食品	水果	根莖類	菇類	海藻	蔬菜	

■檢視清單（第1週）

		未精製過的主食	肉	魚	蛋	大豆・豆類	
第1天	／　（　）						
第2天	／　（　）						
第3天	／　（　）						
第4天	／　（　）						
第5天	／　（　）						
第6天	／　（　）						
第7天	／　（　）						
合　計							

合計	種子類（芝麻・亞麻籽・堅果等）	乳製品	發酵食品	水果	根莖類	菇類	海藻	蔬菜	

■檢視清單（第2週）

		未精製過的主食	肉	魚	蛋	大豆・豆類
第8天	／（　）					
第9天	／（　）					
第10天	／（　）					
第11天	／（　）					
第12天	／（　）					
第13天	／（　）					
第14天	／（　）					
	合　計					

Column_05

新聞中轟動一時的悲慘事件，起因多為營養匱乏

虐待兒童、隨機殺人、網路自殺事件、大鬧成人禮……，看到社會上充滿了種種令人難過的新聞，讓我不得不思考那些當事人的飲食情況，如果他們的營養狀態良好，就不會發生如此悲慘的事件了。

以虐待兒童為例，很大的一個原因是母親在懷孕時會不斷將自身的營養分給胎兒，導致母體營養不足所致。女性懷孕時，為了孕育胎兒的身體，會特別消耗掉大量的葉酸、維他命B12、鐵質，增加貧血的風險。葉酸、維他命B12、鐵質是用來合成神經傳導物質的營養素，一旦有所不足，神經傳導物質便無法正常產出，導致精神狀態不穩定。

產後哺乳也會讓母體流失營養。母乳中除了鐵質以外，還有大量的DHA，DHA對腦部而言是非常重要的營養素，如果體內的DHA不足，大腦便不會正常運作。

女性原本就因為月經而定期流失鐵質，所以有慢性缺鐵的問題。在這種狀態下有了身孕，生產後仍持續流失營養，致使合成神經傳導物質的營養素極度缺乏，於是精神狀態便愈來愈不穩定，憂鬱、恐慌、被害者意識等心理問題日漸嚴重，終至出手虐待的地步。

罹患憂鬱症以及有自殺傾向的人也是如此，極有可能是因為鐵質不足導致神經傳導物質無法正常合成的關係。

速食產品、甜麵包、垃圾食物、果汁等，都是空有熱量而缺乏其他營養的食品，當中的維他命和礦物質含量極度不足，所以光吃這些食品會使神經傳導物質無法正常合成，導致精神狀態變得不穩定。而且，醣類含量高反而引發低血糖，容易使人產生精神異常的舉動。

為了應付營養不足而產生的不舒服感，有些人會大量攝取咖啡因或酒精，但這些對大腦來說都是有害物質，即使暫時提高了專注力，讓人感覺心情沉穩，但隨著時間一長，反而會使症狀惡化。香菸裡的尼古丁也有同樣的效果。

Column_05

現在的醫療方式是利用藥物來壓抑症狀，然而由於沒有解決營養不足這個根本原因，所以都無法根治，令人悲哀的事件仍會繼續發生。

儘管心理疾病被視為現代社會的黑暗面而受到重視，但社會卻忽略了營養的重要性。只要吃對食物，正常攝取營養，很多犯罪事件根本不會發生。

結語

感謝您讀到最後。

在醫療現場，開始出現所謂NST（Nutrition Support Team）的醫療團隊幫助患者提升營養狀態，這說明利用營養輔助醫療的做法確實在普及中。不過，一般而言，疾病與營養的關係似乎仍未深入到大家的觀念裡。

現代人的醫療費用持續擴大，之所以如此，我想很大一部份原因應該是醫療界忽視了營養這個根本性的問題。當人們因為身體不適前往醫院檢查時，如果數據明顯高於標準值，醫院便會嚴肅對待，但如果稍低於正常值，大多情況下都會被忽略，僅貼上「原因不明」的標籤。

如果可以均衡地攝取營養，便能維持良好的健康狀態，對疾病產生預防及改善的效果。任何事情都要不偏不倚，保持中道，這是我從營養中學到的重要概念。

遺憾的是，「大腦與營養沒有關係」的潮流在醫學界仍然根深蒂固，但我確信，如果能帶入一些營養學的知識來治療腦部或精神病患者，將會有更多人獲救，故而下定決心出版這本書。我也認為營養學的知識有助於減少日漸擴大的醫療費。

要改善病況，就必須先改善營養狀態，營養的改善是一切治療的基礎，我抱持著這樣的想法努力走到今天。我之所以會有這樣的信念，要歸功於新人時期帶我的外科醫師柴山朋子醫師的影響。

「一切治療的基礎皆來自於營養，沒有營養就沒有治療」——這是柴山醫師一貫的理念，能在她身邊展開我的營養管理師工作是一件幸運的事。而後隨著我愈深入學習，便愈體會到這個理念的正確性，在著手研究腦部和精神疾病的問題時，這個理念也一直是我的中心思想。我要藉著這個機會深深感謝給我這個理念的柴山醫師。

在本書出版之際，我要感謝一直體貼關照我的旭屋出版社副社長永瀨正人先生，還有給我意見的醫師們，以及Office SNOW的撰稿人木村奈緒小姐，真的非常感謝你們的幫忙。

最後，我衷心期盼本書的讀者都能對偏食抱持危機意識，有更多人改掉偏食的毛病，活出身心充實的人生。

那須 由紀子

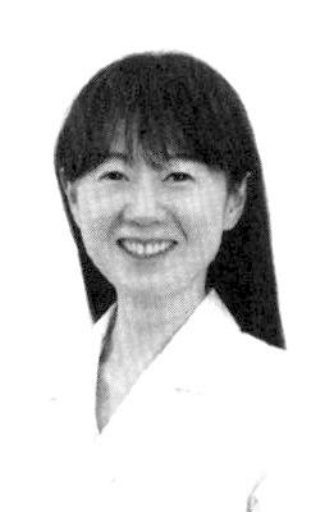

那須 由紀子

營養管理師。
Pre-Nutrition機構代表。
日本營養師協會認定之營養照護機構。
日本營養師協會會員。
日本靜脈經腸營養學會NST專門治療師。
特定保健指導實施者。
臨床分子營養醫學研究會。
東京都自行車競技聯盟 普及委員會 專門委員・營養管理師。

在醫院裡累積臨床經驗，並向溝口徹、宮澤賢史等醫師學習分子矯正醫學，帶入分子矯正醫學的概念施行營養指導，擅長精神病、失智症預防等腦部營養領域。諮詢內容包含特定保健指導、以營養學觀點改善心理健康、協助經營健康相關事業、協助因憂鬱症等精神疾病而停職的上班族重回社會、睡眠呼吸中止症、精神藥減藥、失智症預防、癌症、術前術後休養、生活習慣病、重症預防、慢性疼痛、備孕協助、孕期及產後照護、高齡者的低營養改善、飲食教育、運動營養、睡眠……等等，致力於用營養觀點大範圍探討內科、外科、牙科、精神科等問題。

■ 個人官網
https://pre-nutrition.com

■ 電子信箱
nasu@pre-nutrition.com

TITLE

吃什麼決定你是誰

STAFF

出版	瑞昇文化事業股份有限公司
作者	那須由紀子
譯者	游念玲
總編輯	郭湘齡
文字編輯	徐承義　蕭妤秦　張聿雯
美術編輯	許菩真
排版	靜思個人工作室
製版	印研科技有限公司
印刷	桂林彩色印刷股份有限公司 綋億彩色印刷有限公司
法律顧問	立勤國際法律事務所　黃沛聲律師
戶名	瑞昇文化事業股份有限公司
劃撥帳號	19598343
地址	新北市中和區景平路464巷2弄1-4號
電話	(02)2945-3191
傳真	(02)2945-3190
網址	www.rising-books.com.tw
Mail	deepblue@rising-books.com.tw
初版日期	2020年4月
定價	300元

ORIGINAL JAPANESE EDITION STAFF

編集	木村奈緒（オフィス SNOW）
書籍コーディネート	インプルーブ　小山睦男
デザイン	佐藤暢美 (株式会社 ツー・ファイブ）
イラスト	moekonet

國家圖書館出版品預行編目資料

吃什麼決定你是誰：飲食會塑造你的人格,甚至決定人生的好壞! / 那須由紀子作；游念玲譯. -- 初版. -- 新北市：瑞昇文化, 2020.04
144面；14.8 X 21公分
譯自：栄養で人生は変わる
ISBN 978-986-401-407-1(平裝)

1.健康飲食 2.營養

411.3　　109003021